Maurice Villena

Décodage des douleurs

Maurice Villena

Décodage des douleurs

TRAUMATOLOGIE RHUMATOLOGIE

Éditions Vie

Cover image: www.ingimage.com

Publisher:
Éditions Vie
is a trademark of
International Book Market Service Ltd., member of OmniScriptum Publishing Group
17 Meldrum Street, Beau Bassin 71504, Mauritius

Printed at: see last page
ISBN: 978-620-2-49560-8

DECODAGES des D O U L E U R S

en *TRAUMATOLOGIE RHUMATOLOGIE*

MALADIES MAL ÊTRE

Maurice VILLENA

« Les techniques de rééducations, de soins,
présentent l'inconvénient de ramener
la rééducation, les soins,
à une utilisation de procédés,
à la considérer comme devant produire
tel ou tel effet,
à la manière de n'importe quel
procédé de fabrication. »

A vouloir traiter le symptôme,
on refuse le patient.

Maud MANNONI

« PLUS LES HOMMES SERONT ECLAIRES
PLUS ILS SERONT LIBRES »

Voltaire

« J' ai décidé d'être heureux,
parce que c'est bon pour la santé . »

VOLTAIRE

TABLE DES MATIERES

INTRODUCTION

Malgré de nombreuses avancées, évolutions, compréhensions, certains continuent à réduire le fonctionnement du corps humain à un simple système mécanique.
Cela relève actuellement, à notre sens, d'une forme de provocation intellectuelle.

D'autres, par contre, ramènent ce fonctionnement humain à un «ensemble de fonctionnement universel, ésotérique ou divin - ? – supra lumineux, échappant totalement au rationnel, ce qui est une autre provocation.

Il ne peut exister deux systèmes distincts...
Comment ne pas concevoir, accepter enfin que notre complexité humaine fait que « cohabitent » un ensemble de systèmes, à la fois mécaniques, neurologiques, psychiques, sensoriels, génétiques, psychosomatiques, générationnelles.....le corps humain dans son ensemble et ses spécificités...

Comment faire croire encore, vouloir croire, ou réduire l'appareil locomoteur, le système nerveux, circulatoire, lymphatique, l'ensemble des appareils qui constituent le fonctionnement du corps humain à de simples procédés mécaniques pouvant seulement être complexes.

Ce faisant, ces « mécaniciens de l'Homme », qui réduisent l'humain à un assemblage de rouages, ne se dévalorisent-ils pas eux-mêmes ?

Que font alors « ces mécaniciens du corps » de la pensée, des émotions, des sensibilités, des ressentis, du vécu, du passé, de l'hérédité, du générationnel, des peurs, des joies, des peines, des sentiments, des traumatismes physiques ou psychiques,..etc etc

Comment accepter le raccourci commode parfois utilisé par ces « mécaniciens du corps »:
« c'est pour les psy, psychologues, psychiatres, psychanalystes, les religions, et les religieux, les sectes et sectaires, les gourous etc »

Pourtant les recherches scientifiques, bio-énergétiques, neurologiques, les découvertes rationnelles, ADN, mémoires cellulaires, ne manquent pas d'apporter chaque année un peu plus d'explications rationnelles du corps et de l'esprit, de l'interfonctionnement corps/psychique ou corps / mental ou physique / esprit, avec des connaissances approfondies, des avancées des mécanismes psycho-émotionnels qui nous régissent.

Pourquoi encore en ce début de siècle, ne pas accepter comme depuis longtemps, l'idée que la médecine psychosomatique, ne concerne pas que certains cas comme : maladies de peau, ulcères d'estomac, pour les plus connus et « populaires» qui sont donc plus facilement acceptés.

pourquoi rejeter très facilement voire systématiquement toute idée de psycho-somatisation dans d'autres domaines d'inflammations, de maladies, accidents etc. Pourquoi alors une telle différence ?

Pourtant, comment la douleur, les douleurs, les algies médicales peuvent elles être seulement mécaniques ?

Par quelle « magie miraculeuse » peut on avoir des douleurs mécaniques, des douleurs de souffrance, des douleurs morales, des douleurs émotionnelles, affectives...et tellement de formes de douleurs.

Quelle différence entre les douleurs, les souffrances, les algies, le mal-être.

Ou commence le somatique, ou finit le psychique, et inversement ?

On veut, on tient à enfermer avec facilité ceux des médecins, kinésithérapeutes, et autres médicaux et paramédicaux dans la caricature du « tout psy. » dés que l'un d'eux s'intéresse, ou cherche à comprendre une douleur. On enfourche alors parfois « les sabots » de l'ésotérique ou du sectaire , de l'irrationnel !

La aussi, on tombe facilement dans la loi du tout ou rien, du tout somatique ou tout psychique.
Mais pourquoi vouloir donc toujours « réduire » le comportement, le fonctionnement humain .

Comment être étonné de la recherche d'un nombre chaque jour plus grand de ceux qui, à l 'exemple des archéologues, cherchent pertinemment, méthodiquement, des explications, cherchent à décrypter, à comprendre, sans idées préconçues ou arrêtées.

Et pourquoi faire croire que pour ceux qui s'intéressent à ces compréhensions, il s'agit là pour eux, d'un rejet de la médecine, de la chirurgie, alors qu'il s'agit au contraire, d'une COMPLEMENTARITE.

Le corps étant complexe, pourquoi tout simplement notre fonctionnement ne serait-il pas complexe ?

D'où l'intérêt de ce que nous appelons la biokinergie et de la biokinesthésie.

Suivant une définition européenne, au terme de « médecine douce» ou autre qualificatif, nous préférons celui de : la Médecine complémentaire.

Elle est une approche plus complète de la maladie, qui ravive ou éveille des interrogations qui interpellent chacun de nous, sur la réalité de la douleur, sa provenance véritable, la notion de maladie.

Sans cela, pourquoi les traitements ne sont-ils pas de façon « équitables », efficaces.

On voit alors sous un jour différent la longue succession de nos maux les plus fréquents.

Elle permet une prévention plus rapide, en traitant la cause de la maladie et pas seulement le symptôme, lié « au vécu » physique ou psychologique de l'individu.

La maladie doit apprendre à maîtriser le rapport de conscience entre patient et médecin pour être efficace.

La médecine du 21ème siècle doit restaurer l'unité corps / esprit.

Les médecines dites alternatives se diversifient de manière intense.
Chacun vante sa spécificité, parfois prétendant tout guérir.

AVERTISSEMENT

Il ne s'agit pas ici de tous nouveaux décodages, d'inventions ou nouvelles créations.

Ce livre reprend d'une façon différente les décodages réalisés par le Dr Salomon SELLAM, Christian FRECHE, Jacques MARTEL essentiellement.
Tout ceci associés à des travaux personnels ou des cas de personnes m'ayant consultées.
Mon travail a été de rapprocher les uns des autres.

Le travail est volontairement épuré, simplifié, sans connotations plus ou moins ésotériques, ou autres croyances.

Chacun ayant libre cours dans ses ajouts, son approche, à l'écoute.
Ce travail se veut simplement pragmatique, rationnel, tout en étant pratique, laissant libre court à chaque praticien, à chacun des lecteurs, notamment d'aider son consultant, son patient dans sa démarche de

compréhension, **en complémentarité** des approches connues.

Il n'y a et ne peut y avoir dans cette démarche, un choix à faire entre médecine dite traditionnelle
(ce qui me paraît un terme impropre) et un travail spécifique d'orientation psychotérique » (psycho ésotérique).
Mais c'est une complémentarité dans notre approche et notre connaissance du patient, du consultant.

Puisque on sait que comprendre, c'est avoir le début de la solution.

Il est évident, mais nécessaire de le rappeler, que ces propositions de décodage ne sont que des propositions, non exhaustives.

Chaque personne est une spécificité. Il peut y avoir des similitudes, des ressemblances, des parallèles mais c'est tout.

Il n'y a pas de vérité dans le décodage, contrairement à ce que peuvent vouloir faussement et dangereusement affirmer certains, mais :

- des indications,
- des orientations,
- des pistes de travail

pour le thérapeute ou le professionnel qui cherche à comprendre, dans les différentes techniques utilisées, en fonction de la pathologie, du mal être, de la problématique, du ou des conflits.

Utiliser seul, le décodage peut certes être un intéressant outil supplémentaire ou complémentaire pour l'interprétation psychologique.

Mais, lorsqu'il existe plusieurs décodages possibles pour un même symptôme, même conflit ou problématique, comme c'est souvent le cas, il est évident que le consultant ne « répond pas » à chacun des décodages proposés.

D'où l'intérêt de ce que nous appelons le TESTING MUSCULAIRE AUTOGENE de PRECISION, qui par cet accès direct à la mémoire cellulaire donne avec une précision certaine la symbolique qui concerne le patient ou la personne consultante et lui seul dans sa spécificité. La réponse musculaire de ce test de précision est l'outil que nous utilisons pour identifier un changement dans la réaction du cerveau face à un stimulus particulier.

De plus, bien entendu, il ne s'agit pas non plus de tomber dans la caricature du « décodage à tout va » !

On ne cherche pas systématiquement à décoder, analyser une douleur, un traumatisme, une entorse, un claquage ou une maladie.

Tout ne mérite pas d'être décodé, tout bien entendu, ne se justifie pas.

La caricature du décodage sans limite, de l'interprétation journalière, n'a pas de sens et peut même être dangereux.

Un décodage « sec » hors d'un contexte, n'a aucune signification, ni même d'intérêt, si ce n'est pour jouer aux « apprentis sorciers ».

Mieux, il ne s'agit pas d'un dictionnaire de « recettes » à accommoder à sa propre sauce !!

REMERCIEMENTS

Au professeur de l'école de kinésithérapie Boulevard St Michel à Paris, qui m'a initié, formé à la relaxation technique Training autogène Schultz pendant mes études et permis ainsi un contact et une sensibilité à la psy. en général.

A Maurice David MATISSON psychanalyste formateur à l'époque à la Faculté des Sciences humaines de Bordeaux.

Aux médecins généralistes et psychiatres avec qui, dès 1975, je travaillais en relaxation et verbalisation, avec les patients qu'ils me confiaient, me faisant totale confiance.

A Alain ROUX, mon incomparable confrère kinésithérapeute, notamment pour sa formation « ostéopathie simplement » et ses techniques de strapping et contentions.

Merci à Philippe BERTHOLON pour sa formation à la Métakinébiologie.

Au Docteur Salomon SELLAM, pour ses formations aux décodages et Constellations familiales.

Et d'abord à Alain CHABAT à Bordeaux, qui m'a fait découvrir la Métakinébiologie.

Quelques éléments pour :
RESOUDRE ou EQUATION DE LA GUERISON

La Guérison est un mécanisme biologique du cerveau transposé par le mental

Guérison = Sens + Certitude / Réalité

Guérison = se rétablir
remédier
rémission
cicatriser
se délivrer d'un mal physique

Différents messages et sens dont la maladie peut être porteuse
Quel sens donner à la maladie

Corps et Conscient = fonctionnent ensemble

- Conscient / Inconscient ------------------ Sabotage
------------------- Identité
------------------ Energies

La guérison ne peut subvenir que dans la conscience du corps

La guérison repose sur trois piliers :

- la prise de conscience
- la vouloir (la guérison)
- la persévérance.

Cette équation biologique ne fonctionne que dans la mesure ou nous avons la collaboration totale :

- du Corps / du Conscient
- de l'Inconscient
- de nos Energies

Energies et Emotions sont étroitement liées.

On peut tout comprendre d'une maladie, mais ne rien résoudre

La guérison *passe donc par les étapes suivantes :*

- *la compréhension du SENS de la pathologie*
- *la CERTITUDE absolue de ma guérison*

Le sens de la vie est lié à notre capacité de dépasser notre passé, à la capacité d'avancer.

L'esprit stocke les expériences, et c'est ce stockage d'expériences sous forme de souvenirs qui fait que NOUS PENSONS.

La douleur n'est pas simplement la perte de quelque chose, c'est quelque chose de beaucoup plus profond, comme être incapable de compréhension……**Le mal est un repère…… !**

Dysfonctionnements

Il faut trouver « l'ingrédient » qui pourrait être déclencheur de dysfonctionnement ou de maladies
Sa mis en évidence serait la porte et permettrait au consultant de trouver sa résolution au delà de sa simple solution

Résolution en terme **de séparation**

Empêchements en terme de ressenti profond conscient ou inconscient de : **ressassement**

Ressassement : revenir sur les mêmes choses
se répéter sans cesse à soi même

La proposition du changement est l'AVEU comme interface guérissante

La personne qui en séance partage un secret, accélère le processus plus rapidement

La Récidive de mal ou douleur fonctionne comme le « Réflexe conditionnel de Pavlov...

Mécanisme :

I- Réflexe de Pavlov + positif

Un symptôme :	le chien bave
Facteur déclencheur :	le son d'une clochette
Facteur programmant :	souvenir du plaisir de la nourriture en lien avec le son *de la clochette*

Le processus est le suivant et donc en rapport avec :

1- *un conditionnement = rappel de la sonnette*
2- *C'est un rappel du bon souvenir pour le chien*

3- Une réponse physiologique anticipée qui favorise le plaisir dans la réalité au son de la clochette.

Mécanisme INVERSE :

II- Réflexe de Pavlov - négatif

1- un événement déclencheur : l'équivalent de la sonnette
2- C'est un rappel du mauvais souvenir conscient ou refoulé dans l'inconscient

Traumatisme conditionné

3- Déclenche la réponse pathologique « a posteriori »

Stratégie : D.E.M.E.R.D.E.R

- *Déterminer*
- *Ensemble le*
- *Meilleur*
- *Espace*
- *Ré - informable de l'*
- *Emotion*
- *Remémorée*

1- Réponses en rapport avec le Temps présent

- ce qui bloque ou provoque la manifestation de....
- Ce qui bloque ou provoque la conscience de....

2- Réponses liées à des évènements du passé

- quand on a été confronté à des échecs du passé
- à des difficultés à manifester du succès
- à des succès passés manifestés qui ont besoin d'être reconnus comme tel
- quand nous avons été confronté à un manque de conscience dans le passé
- ...qui une fois reconnu donnera plus de conscience dans le présent

3-Réponses en rapport avec la manifestation

- réponse dans le présent face au futur
  * je doute ici et maintenant de ma capacité à manifester ce que je veux dans le futur

- réponse liée au passé face au futur
  * je n'ai pas eu assez de manifestation de succès, et donc je suis en attente d'un échec futur

4 – réponses en rapport avec la conscience

- réponse dans le présent face au futur
  * je doute ici et maintenant d'avoir la conscience nécessaire dont j'ai besoin dans le futur

- réponse liée au passé face au futur
  * je n'ai pas eu la conscience nécessaire ou suffisante dans le passé, et donc
  *..je n'ai aucune raison de pouvoir l'avoir maintenant ou plus tard dans le futur

La DOULEUR N 'EST PAS UN MAL EN SOI........

Langage, mémoires et sens de la douleur

Ecouter – comprendre pour corriger / guérison de la douleur

Les douleurs, les souffrances, le mal – être, sont les termes fréquemment utilisés p` ur exprimer ce qui ne va pas chez l'humain. Ils peuvent av` ir des expressi` ns , des significati` ns différentes suivant l'âge, le sexe, le vécu, la situati` n s` ci` - pr` fessi` nnelle et bien d'autres critères enc` re.

Il est intéressant de rappeler t` ut d'ab` rd, la définiti` n du dicti` nnaire des termes c` uramment utilisés, p` ur c` mprendre déjà que chez chacun d'entre n` us, ces définiti` ns ne c` rresp` ndent pas t` uj` urs à celle qu'` n attribue s` i-même.

Quand ` n se réfère au dicti` nnaire, ` n c` nstate – c'est un simple c` nstat – que la d` uleur et la s` uffrance s` nt « féminin », et que le mal est « masculin ».

La DOULEUR : sensati` n pénible ressentie dans une
partie du c` rps, résultat d'une impressi` n quelc` nque
pr` duite avec tr` p d'intensité.
La d` uleur agit c` mme un signal d'alarme du c` rps.
La d` uleur est l'expressi` n du mal par le mal.

la d` uleur peut-être p` sitive car elle permet de se c` nnecter à s` i et de prendre c` nscience
accepter de vérifier l'` rigine réelle de la d` uleur

Le m` t d` uleur, aigue ` u chr` nique, n'a pas t` uj` urs la même significati` n
Ce s` nt des signaux d'alarme que l'` rganisme env` ie en cas de danger, surmenage maladie, naturelles et essentielles à n` tre survie.

La d` uleur ` u ce « d` ux - leurre »
La d` uleur de l'ang` isse

La d` uleur peut être l'expressi` n du mal par le mal

La d` uleur ne s'évalue pas
ne se quantifie pas
ne se c` mpte pas
elle s'éc` ute, « s'apprécie »

La d` uleur n'est pas un mal en s` i…c'est un langage .
C` mme l'indique si bien L.FLECHE, n` tre c` rps f` ncti` nne c` mme un langage.

La c` nnaissance du c` rps, de l'` rganisme, c` mme un texte hiér` glyphique.

A l'ép` que du t` ut technique, des statistiques, du quantifié, la d` uleur ne s' évalue pas, ne se quantifie pas, ne se c` mpte pas.
Elle s' exprime, s'éc` ute, s'apprécie.

C'est ainsi que es techniques ` sté` fascias s` nt de l'éc` ute.

Le testing musculaires, kinési` l` gie spécialisée, métakinébi` l` gie, permettent une éc` ute précise.

P` ur chaque type de d` uleur : mal de d` s, d` uleurs des articulati` ns, maux de tête, ` sté` p` r` se, rhumatisme, d` uleurs névralgiques.

La d` uleur est reliée a un déséquilibre d'` rdre ém` ti` nnel ` u mental, sentiment pr` f` nd de culpabilité ` u de peine, f` rme d'ang` isse intérieure….
« je me punis en manifestant inc` nsciemment une d` uleur »

SOUFFRANCE :
Est le fait de s` uffrir, physiquement ` u m` ralement
Epr` uver une sensati` n d` ul` ureuse ` u pénible.

La s` uffrance est habituellement décrite c` mme une ém` ti` n négative, subjective, de sensati` n désagréable,.

Elle peut être mentale ` u physique suivant s` n rattachement au c` rps ` u à l'esprit.
Des s` uffrances c` mme les nausées, la difficulté respirat` ire, la démangeais` n, p` ur le physique, et l'anxiété, le deuil, la haine, l'ennui en s` uffrance mentale.

Une grande ambiguïté règne dans l usage des m` ts d` uleurs et s` uffrance.
Ils peuvent être syn` nymes et interchangeables, ` u utilisés en ` pp` siti` n.
La d` uleur est physique, la s` uffrance est mentale
La d` uleur est inévitable, la s` uffrance est ` pti` nnelle
L'intensité de la s` uffrance peut présenter t` us les degrés, d'an` din jusqu' a insupp` rtable

« Les attitudes des gens envers la s` uffrance peut varier s'ils estiment qu' elle est légère ` u sévère, évitable ` u inévitable, utile ` u inutile, méritée ` u imméritée, ch` isie ` u n` n v` ulue, acceptable ` u inacceptable, mineure ` u grave dans ses c` nséquences. »

SOUFFRANCES : PHILOSOPHIE ET RELIGION

Chacune a tenté de tr` uver des rép` nses satisfaisantes à la questi` n de la s` uffrance.

P` ur Epicure, l'h` mme d` it chercher à supprimer la d` uleur. Elle c` nstitue p` ur lui la s` urce de t` ut mal.
Il suffirait d` nc de supprimer la s` uffrance, le stress,

Quel serait l'intérêt du bien si le mal n'existait pas ?
L'h` mme serait un être sans « c` nscience »
Il n'aurait aucun mérite à faire le bien ni aucun plaisir .

MAL : d` uleur, s` uffrance physique

Le pr` blème du mal , celui qui c` nsiste à c` ncilier l'existence du mal dans l'univers
avec celle d'un Dieu b` n et t` ut puissant .

Différentes c` ncepti` ns du mal.

Suivant la f` rmulati` n du mal, il peut varier d'une c` ncepti` n à l'autre

Si le mal indique « t` ut le mal » qui se pr` duit dans le m` nde, le c` ncept

Fait abstracti` n des différences qui peuvent exister entre les maux, présumant qu'il est légitime d'inclure de manière indifférenciée t` us les maux dans le pr` blème.

Ec` uter c'est aussi entendre.
Ec` uter c'est prêter l'` reille p` ur entendre.
Entendre c'est percev` ir le sens, saisir par l'intelligence,
c'est c` mprendre.

Mal et D` uleur s` nt-ils indiss` ciables ? Dans quel espace se situe la s` uffrance ?

La d` uleur est une sensati` n pénible ressentie vers une partie du c` rps.
Le mal est le principe que les différents systèmes phil` s` phiques et religieux ` pp` sent au bien, ce qui est c` nsidéré c` mme désirable, s` uhaitable, au regard de la m` rale naturelle.
La s` uffrance est le langage de s` uffrir physiquement et/` u m` ralement.
Mettre en s` uffrance, c'est mettre en attente, en suspens.
Les gens en s` uffrances mettent en attente leur mal, leur d` uleur.

Ainsi n` us tr` uv` ns :

C` nflits déclenchant
C` nflit pr` grammant
C` nflit structurant
Pr` grammant les c` nflits déclenchant

Les « mém` ires de la d` uleur » : les nerfs n ` ublient pas……………………..

I - DOULEUR PHYSIQUE

D` uleur physique
D` uleur des arthr` se
D` uleurs des arthrites
D` uleurs inflammat` ires
Tendinites
Traitement médicaux des d` uleurs
Electr` ch` cs et ` ndes de ch` c !!
D` uleurs chr` niques cervic` d` rs` l` mbaires
D` uleurs sans lési` ns sans traumatisme sans path` l` gie
d` uleurs des dents

II- DOULEUR D IDENTITE

D` uleur d'identité familiale
Pers` nnelle
Sexuelles

D` uleur du n` m et/` u du ` u des prén` ms

D` uleur d'être « inc` nnu », né s` us X, = transfert héréditaire

Je veux mener une vie heureuse : n` n
Je veux mener une vie misérable : ` ui

III - DOULEUR EMOTIONNELLE

Path` l` gie des ém` ti` ns
D` uleurs des sentiments

D` uleur de perdre un ami
D` uleur de perdre « des amis »
D` uleur des sentiments
C` lères
Derrière les cicatrices du passé : bl` cage psych` ém` ti` nnel
= ém` ti` n réelle ` u subjective - de culpabilité

IV - DOULEUR GENERATIONNELLE

D` uleur de la peur de ne pas av` ir d' enfants
Blessures du passé
D` uleur de l'enfant intérieur, de l'ad` . = blessure du passé « enfant intérieur t` uj` urs vivant en n` us »
les mém` ires parasites
les gisants
Dc injustifiés - injustifiables
Deuil imp` ssible à faire : accidents, suicides, dispariti` ns
.. ` u situati` ns vécues c` mme telles....

Dans t` us ces d` maines, le cerveau fait c` mme si ....

Traumatisme du passé qui s'exprime t` uj` urs dans le présent
= ch` c ém` ti` nnel
= ch` c physique
= traumatique
Evènement du passé
C` nfr` ntés à des échecs du passé, à des difficultés à manifester du succès

V - PEUR DE LA DOULEUR

Bl` cage – verr` uillage = affectif
ém` ti` nnel
spirituel

des suppressi` ns = physiques
émˋ tiˋ nnelles
Traumatisme enf` uis
Ou à des succès passés manifestés qui ` nt bes` in d'être rec` nnus c` mme tel

VI - DOULEUR PSYCHIQUE MENTALE

D` uleur de frustrati` n
D` uleur du s` mmeil
Rêves et cauchemars d` ul` ureux

Maux de ventre
Maux de tête migraines
D` uleurs du stress des stress
Peur de la d` uleur
Intensité de d` uleur
D` uleur = déséquilibre d'` rdre ém` ti` nnel et mental
Sentiment de culpabilité
de peine
f` rme d' ang` isse intérieure

VII - DOULEUR DES INJUSTICES

D` uleurs des agressi` ns
D` uleurs des accusati` ns
D` uleurs des trahis` ns
D` uleurs de acharnements judiciaires

VIII - DOULEUR INDEFINISSABLE

Je d` ute maintenant de ma capacité à manifester ce que je veux dans le futur
Je n'ai pas eu assez de manifestati` ns du succés dans le passé , d` nc je suis en attente d'un échec dans le futur
Je suis un échec
Je suis une réussite
Je d` ute maintenant de ma capacité à manifester ce que je veux dans le futur

Les RESSENTIS

Transfert de la d` uleur, culpabilité sur une partie du c` rps

Bar` mètre du c` mp` rtement : dans la séparati` n, dans ma vie : je me sens sans am` ur

Je me sens sans….au lieu « dans ma vie je suis bien … »

IX - DOULEUR DE CULPABILISATION m` rale
Religieuses
Générati` nnelle

Avec interdit du plaisir , du b` nheur,
Qui dépassent les l` is, qui devraient être suffisantes
Les m` rales religieuses aj` utent l'interdit, la culpabilité, le péché !!!
Transgressi` n de la l` i divine = entraîne d` uleurs = peur de la sancti` n divine suprême
C` uple infernal : culpabilité / déval` risati` n

X – DOULEUR DES CONFLITS

Em` ti` nnels
Affectifs
Familiaux
Etc…………

D` uleur = c` nflit
c` nflit au c` nflit
La d` uleur est une s` luti` n au c` nflit
C` mprendre l'hist` ire de la d` uleur

D` uleurs alimentaires an` rexie b` ulimie
d` uleur respirat` ire asthme
d` uleur d'is` lement auditif ac` uphènes b` urd` nnements d'` reilles

D` uleur de déval` risati` n = aut` destructi` n :
je fais des antic` rps c` ntre m` i
Déval` risati` n : clan familial

D` uleur ém` ti` n / psychiquement élab` rée
C` habiter avec la d` uleur
Subjectivité de la d` uleur
Recherche et bes` ins pharmac` dynamiques
La d` uleur c` mme s` luti` n p` ur être pris en c` nsidérati` n

XI – DOULEURS CHRONIQUES

C` mbien de pers` nnes s` uffrent de faç` n imp` rtante des d` uleurs qu` tidiennes.

Peut être du à des maladies c` mme arthr` se, rhumatisme, ` sté` p` r` se, pr` blèmes « de d` s » c` l` nne vertébrale, ` u la d` uleur peut-av` ir bien d'autres visages.

La plupart du temps les causes de la d` uleur  ne s` nt plus guère discernables.

Parf` is, à t` rd, certaines pers` nnes s` nt « s` upç` nnées » de simulati` n et s` uffre dans l'is` lement .

Déc` dage : je n'ai pas affr` nté la cause réelle de la d` uleur,
plus je tarde à en prendre c` nscience, plus la d` uleur
revient régulièrement jusqu'à devenir chr` nique.

Les sensati` ns
Percepti` ns des sensati` ns
D` uleur de frustrati` n
Fatigue d` ul` ureuse
Fatigue récurrente
C` lère rentrée…

EXPRESSIONS liées à la d` uleur :

La d` uleur………..le mal…………………la s` uffrance
Ça me ferait mal (p` ur rep` usser une hyp` thèse)
Av` ir mal au cœur = av` ir la nausée
Peine, s` uffrance m` rale
Mal du pays : n` stalgie
Mal du siècle = t` urments pr` pres à une générati` n
Etre en mal de = manque cruellement
Se d` nner beauc` up de mal
Dire du mal , penser du mal
Il n'y a que ½ mal

Etre enclin au mal

se sentir mal : épr` uver un malaise
se c` nduire mal : être blâmable

Ca me fait mal au ventre

J'ai mal au ventre
J'ai mal à la tête
Je suis plein de d` uleurs

J'en peux plus d'av` ir mal
J'ai l'impressi` n que t` ut va mal
Qu'est-ce qui a pu me mettre mal
C'et le mal du siècle
J'en ai plein le d` s
Expressi` n : ça fait mal
ça me fait mal
Etre mal….
J'ai appris à vivre avec la d` uleur
La d` uleur n'a pas de sens

épr` uver une vive d` uleur
être dans les d` uleurs
av` ir des d` uleurs (rhumat` l` gie)

Impressi` n m` rale pénible … d` uleur de perdre un être cher
Les grandes d` uleurs s` nt muettes
Plaie d` ul` ureuse
S` uvenir d` ul` ureux
La d` ul` ureuse : la n` te à payer

Ça me ferait mal
Ca me fait mal au ventre
J'ai mal au ventre
J'ai mal à la tête
Je suis plein de d` uleurs
Un mal incurable
Etre mal en p` int = en mauvaise santé ` u mauvais état de f` rtune
Av` ir mal au cœur
Mal de mer
Mal des m` ntagnes
Mal de l air
Mal des transp` rts
Mal du pays
Mal du siècle
Se d` nner beauc` up de mal
Il y a demi mal
Dire du mal
Penser mal
Aller mal
Etre au plus mal
Se c` nduire mal
Se mettre mal avec quelqu'un
Une pers` nne pas mal
M` urir de mâle m` rt
C'est mal de mentir
Mal de dire des gr` s m` ts
Le mal pernicieux, funeste
Prendre t` ut en mal
Etre enclin au mal
Le faire sans s` nger à mal
Lutter c` ntre les f` rces du mal
La discipline est un mal nécessaire
J'en peux plus d'av` ir mal
J'ai l'impressi` n que t` ut va mal

C'et le mal du siècle
J'en ai plein le d` s
Expressi` n : ça fait mal
Ça me fait mal
Etre mal….
J'ai appris à vivre avec la d` uleur
La d` uleur n'a pas de sens
Aux grands maux les grands remèdes
La d` uleur = « le d` ux - leurre »
La d` uleur de l'ang` isse

« la gendarmerie intérieure » :
n` ti` n du bien et du mal : disp` ser de ce garde f` u p` ur ne pas c` mmettre de faute
= la peur de la sancti` n

couple infernal : culpabilité et dévalorisation

culpabilité et déval` risati` n
culpabilité : n` ti` n de bien et de mal
le rejet

P` ur Christian Flèche et J.J. Lagardet :
« la maladie est une métaph` re : elle est le transp` sé physique d'une ém` ti` n psychique »

Quand l'adulte à mal, c'est s` uvent l'enfant qui s` uffre »

Croyance, croyances…
Une autre manière d'ab` rder les maladies
N` s cr` yances c` nscientes ` u inc` nscientes en matière de maladie /santé ` nt une influence immédiate sur le traitement
Cr` ire que l'humain est strictement mécanique

Chacun se réfère à ses cr` yances, c` nnaissances : freudienne, ericks` nienne, ` sté` pathique, h` mé` pathique,

N` us cr` y` ns ce que n` us av` ns appris à v` ir, appris à entendre,....
N'est ` n pas victimes d'éc` utes sélectives

Acte chirurgical
N` tre c` rps f` ncti` nne d'entrée c` mme un langage
C` nsidérer l'` rganisme c` mme un texte hiér` glyphique.

Christian Flèche :

> « un malade est un être d` miné par un tr` uble, un n` n sens apparent »

« un thérapeute , un être ayant p` ur pr` fessi` n de clarifier le tr` uble, de transf` rmer la c` nfusi` n en clarté ` rd` nnée, et de tr` uver le sens caché du symptôme »

En déc` dage médical, le c` nsultant est « acteur »

Nature des c` nflits, c` nflits déclenchant : s` nt les p` rtes d'entrée des c` nflits pr` grammant

les c` nflits pr` grammant : c'est un bi` -ch` c, ch` c s` udain, n` uveau vécu dans l'is` lement à n'imp` rte quel m` ment de sa vie, entraînant la mise en place d'un pr` gramme spécifique dans l'` rganisme
Ce pr` gramme est parfait au m` ment du ch` c, mais devient inadapté par la suite et se vit c` mme une maladie, un dés` rdre

Les c` nflits pr` grammant pr` gramment les c` nflits déclenchant....

Les c` nflits structurant : c’est un bi` -ch` c pr` grammant ayant eu lieu l` rs de la péri` de de maturati` n du système nerveux – entre la péri` de in uter` et 20-25 ans
Plus il se faç` nne tôt dans la petite enfance, plus il faç` nne en pr` f` ndeur la bi` l` gie de l’adulte en devenir
Un c` nflit structurant peut générer plusieurs c` nflits pr` grammant

Les c` nflits de naissance
Les c` nflits c` ngénitaux
Pr` jet et sens de ses parents
Les c` nflits génétiques : c` nflits des mém` ires de bi` -ch` cs trans-générati` nnels que l’` n p` rte en s` i et qui n` us appartiennent par fidélité au clan familial

INTRODUCTION

la d` uleur est elle un mal ?
D` it ` n vivre d` ul` ureusement, accepter ses s` uffrances c` mme un état de fait, « un d` n du ciel » du péché ` riginel !

La d` uleur est-elle vraiment une variante, une variable de chacun, ` u réservée à certaines pers` nnes en mal de s` uffrance.
Le m` nde médical dans s` n ensemble s'y penche depuis des millénaires.
Le m` nde du psy. L'analyse depuis un siècle.
Les médecines c` mplémentaires, les sciences annexes, les sciences ` ccultes s'y intéressent à t` us les titres – chaque j` ur davantage.
Quelles rép` nses c` ncrètes, précises peut ` n app` rter à cette questi` n : la d` uleur est-elle un mal ?

Appr` cher la d` uleur, sa c` mplexité, sa densité, s` n éphémèrité, sa récurrence, c'est c` mmencer à y rép` ndre.

La s` uffrance est-elle une d` uleur. Le mal-être est-il à l'` rigine de la d` uleur, de la s` uffrance, des deux. P` ur les « mécaniciens » de la s` uffrance, la d` uleur est mécanique ` u subjective.
La fracture pr` v` que une d` uleur, c'est mécanique.
Une inflammati` n tendineuse (tendinite par exemple ) pr` v` que une d` uleur : c'est mécanique !

C` mbien de kinésithérapeutes, ` sté` pathes, médecins pensent et disent :
« n` us ` n règle la mécanique, ` n applique une technique de s` ins. »
Le patient, le c` nsultant, c'est : un muscle, une articulati` n, un membre, un viscère un tend` n ` u autre ! On « traite ça » !

Schématiquement, p` ur ceux là, le c` rps s'arrête aux cervicales (au c` u )...après c'est p` ur les psys. !?
Ils précisent même : « ...c'est pas p` ur eux . C'est pas m` n d` maine.
Le mental, le psychique, c'est p` ur les spécialistes de la tête ! c'est p` ur les psys.» !

Lesquels psys ?
Les psych` thérapeutes, psych` l` gues, psychiatres, psychanalystes ....à chacun de ch` isir suivant ses cr` yances, ses d` utes, ses c` nnaissances.
V` ire s'intéresser à t` utes les appr` ches, les disciplines, ` rientales ` u ` ccidentales qui fleurissent part` ut, dites n` n thérapeutiques...mais qui s` ignent !

Maud MANNONI : « à v` ul` ir traiter le symptôme, ` n refuse le patient »

Les variantes de la d` uleur :
S` us le v` cables : d` uleur, l'appellati` n entend

- mal
- s` uffrances
- mal être
- path` l` gies
- blessures
- c` nflits
- traumatismes
- ch` cs

c` mbien d 'expressi` n p` pulaires se rapp` rtent au mal, à la d` uleur

PROLOGUE....

Le v` cabulaire humain ne manque pas de termes
ass` ciés à la d` uleur, au mal être, dans des ressentis de
s` uffrance.
Autant de termes qui mis b` ut à b` ut , expliquent à eux
seuls le bes` in des pers` nnes de c` nsulter, p` ur
déc` uvrir la v` ie du bien être appréci` ns t` us les termes
qui expriment la d` uleur ` u équivalent :

Etre **attaqué**, se sentir **accablé**, par un être **agressif**
dans une impressi` n d'**abandon** sans ret` ur,
en se sentant **à bout de ressources**, ` u **affligé**, **anéanti**,
et rendu **anxieux** dans l' **agitation.**

Se sentir **battu**, **blessé** et **broyer** du n` ir,

face aux **critiques**, ` u être **contesté**,
craintes de l'avenir,
pr` v` que **colère** et **courroux**,
se sentant **coupable**,

être **dépossédé, déconnecté,** ` u **défait**,
dans un **désespoir** ` u le **doute de soi**,
laissant faire les maux de la **déprime**....

L' **embarras**, l'**ennui**,
être **effrayé** ` u **excédé**,
dans la **frustration**,

la **haine,** l'**humiliation** ` u la **honte**,
de l'**hostilité** face à l'**hypersensible**,
être ` u se sentir **inacceptable**,

intériorisé d'être **ignoré,**
indigné, dans l'**indifférence**
` u l'**intolérance**,
dans l'**insécurité**,
` u face à l'**impuissance**.

Etre **jugé……**du **juge-ment** (` u de **jaloux**)

Ne pas **lâcher prise**
lassé d'être **laissé pour compte**

Meurtri, mépriser,
malheureux, non apprécié,

Offensé,

se sentir **piégé**,
dans la **peur** des **phobies**,
peur de l'avenir,
rendu **pessimiste**, p` ur l'avenir,
pesant,
rigide ` u **résigné**,
ruiné ` u **responsable**,
dans le **remord,** dans le **rejet**,
en cherchant à **renier le passé**
du **rancunier** au **renfermé**,
la **rage** du **stress**, de la **solitude**

Surexcité ` u **soumis**,

trahi et **triste**,
dans la **timidité** ` u la **terreur**

ACCIDENT

L'accident peut-être synonyme de culpabilité.

Il peut être relié à nos culpabilités, à sa manière de penser, à son fonctionnement.

Il dénote aussi une certaine réaction envers l'autorité, ainsi qu'à plusieurs aspects de la violence.

La personne concernée a de la difficulté à s'affirmer face à cette autorité, à parler de ses besoins, de ses points de vue.

La personne «se fait alors violence» (envers elle- même).

Il peut s'agir d' une forme d'auto-punition consciente ou inconsciente.

La partie du corps blessé durant l'accident est indicateur par décodage du conflit sous-jacent.

L'accident peut aussi être son incapacité à se voir et s'accepter tel que l'on est .

ACETABULUM

Au Fond du cotyle: histoire de dépravation sexuelle et d'alcoolisme.

Il peut y avoir un conflit de l'accompagnement, par exemple, quelqu'un qui regrette de ne pas avoir accompagné une personne jusqu'à la mort...

Ou une personne qui regrette de ne pas être là au bon moment :

> « ...j'aurais du l'aider à.... »
> « ...j'aurais du le conduire vers ça.... »

ACOUPHENES

L' acouphène est le phénomène qui fait que l'on entend des sons tels que sifflements, bourdonnements, grésillements sans que cela ait un rapport avec son environnement.

Cela peut être passager ou permanent, et peut se produire avec des intensités sonores différentes.

C'est comme si « je n'étais pas parfaitement syntonisé sur mon poste de radio intérieur »

Emotions refoulées dans la crainte de troubler l'équilibre intérieur.

ADHERENCES

Des adhérences perçues fréquemment au niveau des viscères, de la colonne vertébrale, et particulièrement de la région lombaire, mais également des adhérences dans les zones d'entorses, notamment, par exemple les genoux peuvent être symboliques :

- On adhère de façon excessive,
- ou bien on reste « accroché » à des idées négatives, malsaines ou inadéquates,
- a de la rancune, de la colère, voire de la haine.

Ceci pour des situations conflictuelles, ou vis à vis de personnes, mais aussi dans des ressentis de culpabilité.

Elles peuvent être dues à des émotions refoulées, souvent alors associées à une inflammation locale.

Certaines adhérences au niveau des viscères (abdomen), dans la région dorso-lombaire notamment, ou dans certaines zones traumatisées (après entorses, scapulo humérales etc) qui peuvent être indicatives d'un état de « je reste accroché ou j'adhère ».

Egalement accrochées à des idées négatives, des conflits non résolus ou non digérés, de la rancune, voire de la haine, de la colère vis à vis de quelqu'un, à de la culpabilité.

AGORAPHOBIE

C'est le mal être de la peur de la foule, voire la panique parfois reliée à une peur inconsciente de la mort.

Peut concerner une personne très sensible, réceptive à plusieurs niveaux, possédant une imagination très fertile.

Dépendante sur le plan affectif, sans avoir coupé le ou les liens.

Personne qui se replie sur elle même, se sentant responsable souvent de tout, à la communication difficile, sauf avec ceux avec qui elle se sent en sécurité.

Elle s'isole donc quand elle sent s'éloigner de cette sécurité.

AGRESSIVITE

Indique une énergie refoulée qui découle souvent d'une frustration vécue .

L'agression est une forme d'expression des pressions intérieures vécues par la personne.

C'est un moyen de se défendre, puisque on se sent attaqué, et donc pas respecté.

C'est l'état inné, instantané et irréfléchi de défense et de protection.

La personne a alors le sentiment d'être la plus forte, d'être dominante, en attaquant la première.

C'est l'état de dominant - dominé /soumission.

ALGODYSTROPHIE

Décodage symbolique : algue = mer
Peut symboliser : le trophée « que j'amène à ma mère »
qui peut se traduire par : « je reste collée à ma mère »

ALGODYSTROPHIE CHEVILLE :

Conflit surajouté au conflit primaire :
« J' en veux à ma cheville qui est comme ça, qui m' empêche de.... »

ALLERGIES (dans le sens général)

C'est une réponse suractivée du système immunitaire.
Situation de séparation conduisant au développement d'une hypersensibilité.

Peut-être le moyen, la réponse du corps d'un état d'agressivité ou d'hostilité par rapport à une personne, ou une situation, en fonction de l'interprétation faite par le mental de ce que l'on vit de si spécial.

Décodage variable en fonction de l'allergie :

- rhume des foins,
- asthme,
- allergie aux yeux gorge,
- nez,
- poumon
- dermique....

La localisation est un indicateur précis de la problématique.

Ce sont toutes des réponses émotionnelles, la libération d'émotions supprimées par une réaction du corps.

Les allergies peuvent notifier une certaine intolérance, un rejet de l'autre.

Cela peut être aussi le refus d'une partie de soi avec un combat duelliste inconscient.

C' est une façon de dire non, ou de s'opposer.
A la base il y a une émotion d'irritabilité ou de frustration, la personne ne veut pas être en contact avec la 1ére situation de conflit.

ANEMIE

Elle indique une grande dévalorisation – cible de cellule souche -

Manque de globules rouges :
drame de lignée de sang dans un climat de vie/mort

Manque de globules blancs : (plasmocytes)
Conflit de dévalorisation dans un climat
d' attaque / défense et de rapport aux autres
(mises à l' écart du clan)

Manque de plaquettes : *agrégation – désagrégation – destruction du clan –*

ANOREXIE :

La nourriture reçue par le nouveau né est « nocive » pour le bébé, qui pense ou sent que la nourriture qu' il reçoit n' est pas la bonne.

Ce peut donc être une notion de « nourriture toxique reçue. »

ARTERES :

Elles sont liées au territoire, à la perte de la joie de vivre.

C'est un ressenti du conflit biologique chez le droitier, une perte de territoire ou du contenu du territoire.

ANKYLOSE (état général / des articulations)

Engourdissement caractérisé par l'altération temporaire des mouvements articulaires.
Elle est partielle, mais peut devenir totale.

Elle est symbolique d'une décision d'en rester là, de ne pas prendre de décision.

Ce peut être la signification d'une crainte, la peur de l'inconnu, quelque chose de nouveau qui peut nous déranger, ou quelque chose que l'on ne souhaite pas faire.

La partie du corps concernée, généralement une articulation, est une information supplémentaire de l'origine profonde.

Ce peut être aussi une façon de fuir des décisions.
Voire être une expression d'angoisse.

ANXIETE

Indicateur d'une peur de l'inconnu, pouvant être proche de l'angoisse.

Elle présente certains symptômes :

- maux de tête,
- chaleurs crampes,
- palpitations,
- transpirations,
- tonalité de voix,
- pleurs,
- insomnies,
- gorge serrée,
- ressenti de déséquilibre......

L'anxiété peut s'exprimer à n'importe quel moment.
Elle fait perdre la maîtrise de soi et le contrôle des évènements de sa vie, empêchant d'user de bon sens et de discernement.

APPENDICITE

Contrariétés indigestes : « mais je ne veux pas l' évacuer »

APHONIE : EXTINCTION DE VOIX

La voix est l'expression de soi.
Une situation émotionnelle trop forte, une inquiétude, peut conduire à ne plus savoir quoi dire...que dire...

APPETIT

Symbole de la vie, relié au plaisir, il comble ou doit combler les besoins physiques, physiologiques et émotionnels.

L'excès peut-être la signification de vouloir combler un vide intérieur face à ce qu'affectivement on recherche.

ARCADES SOURCILLERES (voir les yeux)

Un problème dans cette zone est lié à la vue.

ARTICULATIONS (en général)

La symbolique de l'articulation est le lieu permettant le mouvement adapté à l'anatomie du corps.

Elle représente la mobilité, l'adaptabilité, la flexibilité.

Une articulation a ses limites.
Un trouble articulaire indique une résistance, une certaine raideur dans ses pensées, ses actions ou dans l'expression de ses émotions souvent refoulées.

ARTHRITE (voir INFLAMMATIONS)

Inflammation d'une articulation, qui peut affecter les os, ligaments, tendons aponévroses, muscles.

Certaines expriment souvent la colère, la critique.

L'arthrite est associée à certaines formes de rigidité des pensées, des attitudes, des comportements, qui s'expriment par cette inflammation.

Mais aussi :

- Sentiment de déception, de mal aimé, insécurité.
- Se sentir parfois exploité, ou des émotions refoulées

Là encore, la localisation de l'articulation indique également la raison originelle du conflit.

ARTHRITE – POLYARTHRITE

Est une inflammation de plusieurs articulations

Indique une difficulté à accomplir des gestes que l'on exécutait avant avec dextérité, et donc se trouver maintenant plus maladroit et gauche.

Dévalorisation par rapport à l'activité en cause ou on réussissait auparavant.

ARTHROSE

Manifestation intensifiée de l'arthrite.

Maladie d'usure articulaire des os, d'origine mécanique, elle est une aggravation de la structure osseuse c'est une dégénérescence.

L'arthrose peut être le signe que l'on amplifie ses attitudes, ses pensées rigides.

Durcissement mental, impression de subir une personne, une situation devenue intolérable ou forte réaction refoulée par rapport à une forme d'autorité.

Chez des personnes intransigeantes et rigides envers elles-mêmes.

ASTHME (appelé aussi « cri silencieux »)

- La personne a besoin de prendre la vie en soi (inspiration) - elle n'arrive pas à donner (expiration);
- ceci au point ou elle commence à paniquer
  (j'inspire facilement mais j'expire avec difficulté)
- si bien que la respiration, c'est à dire son habileté à respirer devient insuffisante et très limitée car elle libère un minimum d'air.

Le patient s'accroche à certaines personnes ou à certaines choses qu' il refuse de laisser aller.

C'est la peur de manquer de quelque chose surtout de l'amour.

L'asthme est reliée à l'action « d'étouffer » ;
On se sent pris à la gorge « j'étouffe par rapport à quelqu'un ou quelque chose ».
On se sent limité dans son espace.

C'est aussi l'impression de se laisser envahir par les autres dans son espace vital, d'être impressionné par le pouvoir des autres, au détriment du bien, de vouloir faire plaisir.

- Associer ces décodages et au testing, la RELAXATION training autogène de Schultz, reste une thérapeutique intéressante et efficace.

ASTRAGALE

- 1er os qui ne touche pas la terre
- Clef de voûte de la voûte plantaire

L'Astragale est l'os de la fuite, de la fugue (ou qui aurait voulu fuguer).

Il y a souvent en symbolique des mères très possessives.

Il peut souvent s'agir d'une personne en double contrainte consciente ou inconsciente. Ce peut-être la mère nourricière ou le travail professionnel qui me nourrit.

AUDITION (voir OREILLES)

AVANT-BRAS
Radius/Cubitus : symbolise le rayon de sécurité.

Ce peut-être le conflit « de ne pas arriver à mettre de frontières ».

Une dévalorisation de ne pas pouvoir mettre de périmètre de sécurité ».

RADIUS

Notion de rayon d' action, dévalorisation dans l'entourage, dans son geste.

Problématique de ce que l'on pense de son propre travail, et de ce que l'on exécute.

Radius = Radieux : personnes qui ont perdues leur rayonnement.

TETE RADIALE

- Une dévalorisation intellectuelle
  « je ne peux pas prendre de la distance
  ou je ne peux pas réaliser »

CUBITUS

Il peut s'agir :
- travail empêché
- « semer la graine » histoire de sexualité, homosexualité...
- plus matériel- sombre affaire – dispute avec un cousin

APOPHYSE STYLOÏDE

Du radius et cubitus = peut s'exprimer en terme de perfection dans le geste.

BALLONNEMENT (voir ESTOMAC)

Généralement du à une frustration affective, un sentiment d'être insatisfait sur le plan affectif.

C'est une solution réactionnelle du mental.

BASSIN (HANCHES)

C'est le « lieu» d'origine de tous les mouvements de déplacement, de locomotion, d'action du corps.

Il correspond à l'action de s' élancer dans la vie.
Le bassin peut représenter le pouvoir sous plusieurs de ses formes :

- Un bassin large (fessiers développés ou puissants) peut indiquer que l'on croit inconsciemment que la vie ou les situations de sa vie limitent notre pouvoir.

La personne cherche donc à le reprendre.

Elle cherche à compenser physiquement en bloquant d'une manière involontaire toutes les énergies à cet endroit (peur, insécurité, colère).

Il pourra s'ensuivre un malaise ou un conflit à ce qui a trait à la sexualité.

Le **BASSIN** est :
- organe de l'importance structurelle :
  - Problème d' accouchement difficile
  - Avortement, des stérilités, des malformations
  - conflit de grands parents
  - problème de sexualité symbolique
  - habitation, son habitation, la maison
  - performance sexuelle
  - conflit de sexualité et/ou de portance (maternité)

BASSIN : ARTICULATION SACRO- ILIAQUE

Peut-être la symbolique d'une histoire de sexualité dégradante subie :

à droite = en terme de culpabilité
à gauche = en terme de colère

BASSIN : COTYLE

Conflit de l'accompagnement: quelqu'un qui regrette de ne pas avoir accompagné une personne jusqu' à la mort...

ou qui regrette de ne pas être là au bon moment

ou : « j' aurais du l' aider à... »
ou : « j' aurais du le conduire vers ça.... »

BASSIN : COTYLE
ARTICULATION SACRO- ILIAQUE

Ce peut être aussi une histoire de sexualité dégradante subie.

- à droite : en terme de culpabilité
- à gauche : en terme de colère

Attente – élective – dans.....

BASSIN : CRETE ILIAQUE

Conflit dans une relation dans le couple,

Regret de ne pas avoir une relation plus subtile.

Voir ACETABULUM (fond du cotyle)

BASSIN : ARTICULATION SYMPHYSE PUBIENNE
Peut-être révélateur de performance sexuelle :
- « je ne suis plus performant dans l' acte sexuel »
- le choc des pubis.

BOUCHE

Est le symbole d'ouverture à la vie.

Organe sensoriel et sélectif, porte d'entrée de la nourriture, l'air et l'eau.

C'est par elle si on peut parler, communiquer et faire sortir émotions et pensées.

Pont entre notre être intérieur et les pensées.

C'est la manifestation de la personnalité, de nos appétits, de nos désirs, la manifestation de notre caractère.

BOUCHE : **Pathologie de la bouche**
En décodage :
« j' attrape le morceau
je peux mordre le...
je veux mordre le...
tenir le...
perdre le ...
je lâche le... »

AUTOUR de la BOUCHE

Une indication liée aux bises, mais aussi le parler...

Problème de mâchoire, une problématique de :
« .. je ne dis rien de l' organisation des choses .. »

Pour le déchaussement dentaire : problèmes qui
ont entraînés des troubles, un fiasco, et dis toujours rien.

BOULIMIE

Est le symbole de la nourriture affective :
« je la mets en réserve ».

Besoin incontrôlable d'absorber de la nourriture
en grande quantité, déséquilibre nerveux car la
personne est en réaction totale face à la vie.

Présente les mêmes caractéristiques que l'obésité ou
l' anorexie.

La personne mange avec excès pour se satisfaire complètement ou pour retrouver une forme d'amour et d'affection (la nourriture symbolisant la vie, l'amour, les émotions)

Par la boulimie, la personne comble émotionnellement un grand vide intérieur en elle, une haine de soi si grande qu' elle cherche à remplir ce vide à tout prix, préférant se laisser dominer par la nourriture (la vie) plutôt que de s'ouvrir à la vie.

Elle renie une partie d'elle- même, une situation, elle vit du chagrin ou de la colère car se sent isolé, séparé, rejeté.

BOURDONNEMENTS D'OREILLES (Voir oreilles)

BRAS (en général)

Symbolise la capacité à accueillir les nouvelles expériences de vie.

Les bras sont un communiquant et expriment les attitudes et les sentiments intérieurs.

Les malaises aux bras peuvent signifier une difficulté à manifester de l'amour dans ce que l'on fait, une retenue à faire quelque chose pour soi- même , ou pour quelqu'un.

Le rôle des bras est dans la capacité à prendre les nouvelles situations et les nouvelles expérience de sa vie.

BRONCHES

Les bronches représentent la vie.

Un malaise ou une douleur pouvant indiquer un mal de vivre, moins d'intérêt et de joie dans la vie.

Les bronches représentent notre espace vital, nos délimitations, le territoire proche, familial, le milieu de travail.

BRONCHITE

L'inflammation des bronches indique une colère, une frustration par rapport à des émotions.

Refoulées, des choses à exprimer, une situation brimé ou étouffante, un conflit ou il y a de l'agressivité.

BURSITE

Ce peut-être une inflammation au niveau des coudes, épaules, tendon Achille, etc

Peut indiquer une frustration ou une irritation intense, de la colère retenue par rapport à une situation ou à quelqu'un, tellement « je suis dans la colère ».

Les pensées sont rigides et quelque chose ne lui convient pas, mais « on » retient ses émotions.

CAGE THORACIQUE

Symbole de protection .
Besoin de protéger ce qui est vital, air, respiration, cœur.

CALCANEUM

« l' homme né calcaire »
Gens qui sont nés dans des programmes de mort, ils remplacent un mort.

Aspiration à ne plus être sur la terre.
Os de la mémoire, spécifiquement de la mémoire des dates.

EPINE CALCANEENNE

Vouloir surtout ne plus retomber dans le conflit, donc on essaie de réparer :
hyper réponse en ajoutant à l'excès du calcium.
Au talon: c'est un conflit d' opposition
CALCIFICATION ET DECALCIFICATION (problème de) :

Hyper-calcification : c'est une phase de réparation exagérée.
= Epine calcanéenne ,

Halus valgus = le conflit était très fort avant

CANAL CARPIEN voir POIGNET

CEPHALEE (maux de tête)

Une personne qui « s'évade » pour ne pas affronter la réalité.

Leur mécanisme de défense est le déni. Elles mettent leur problème de côté ce qui entraîne des migraines.

En phase de stress, céphalées en étau : quel est le conflit récidivant qui revient toujours et que la personne n'arrive pas à solutionner.

CERVICAL voir aussi COLONNE VERTEBRALE

CERVICAL - COU

Les vertèbres cervicales : C1 à C7 sont en rapport avec la communication.

Communication entre le haut et le bas, le bas et le haut.

« On ne me dit pas tout, on me donne les informations par bribe ».

Sont en lien avec la communication et le degré d'ouverture face à la vie.

Lien entre le corps et l' esprit, pont qui permet à la vie de se manifester.

Expression vivante, celui qui autorise le mouvement le plus fondamental.

Il représente la flexibilité, la souplesse, la direction anticipée.

Multidirectionnel, il élargit la vision extérieure.

On peut tout voir autour de soi, et grâce à la flexibilité du cou, regarder une situation sous tous ses angles.

Le cou sépare l'abstrait du concret, le matériel du spirituel. Puisque la gorge se situe au niveau du cou, des difficultés à avaler ses émotions, si on les « ravale » ceci peut créer une tension au niveau du cou, centre de l'énergie de la communication.

Le cou représente aussi le sentiment d'appartenance, le droit d'être sur cette terre, nous donnant ainsi un sentiment de sécurité et de plénitude.

La naïveté peut rendre vulnérable à ce niveau là.

Si on a l'impression qu'on veut nous juger, nous critiquer ou nous blesser, on pourra être affecté et on aura alors tendance à se refermer comme une huître.

Hémi - vertèbre cervicales:

Gauche : cerveau droit....Danger.....Colère (extérieur)
Droite : cerveau gauche....Affectif....Passivité (intérieur)

C1 - C2 - C3 : seront plus particulièrement atteints si on nous dévalorise dans nos capacités intellectuelles

Pour les cervicales basses, elles réagiront face à l'injustice que l'on peut avoir l'impression de vivre dans la vie ou à celle que l'on voit autour de soi et qui nous répugne.

C1 ou Atlas (plutôt féminin):

Pilier qui garde la tête en équilibre

Si on s'en fait trop (« je me casse la tête ») par rapport à une situation ou une personne, la tête s'alourdit avec maux de tête.

Si on manifeste de l'étroitesse d'esprit, si on refuse de regarder toutes les facettes d'une situation, si on est rigide dans sa façon de penser, C1 pourra réagir en n'étant plus capable de pivoter.

Vertèbre des informations données.
Emettre (tourné vers l'esprit)
« je ne donne pas ... »

« on ne m'écoute pas... »

Gauche : Elargie
Droite : les intimes, les proches

Emission ou réception de l' information ou plus subtil

C2 ou **Axis** (plutôt masculin)
Pivot qui permet à C1 de se mouvoir.

Reliés aux principaux organes des sens(yeux, nez, oreilles, bouche-langue) ceux-ci peuvent être touchés quand C2 éprouve un malaise.

Être rigide dans sa façon de percevoir la vie, quand on refuse de laisser aller ses vieilles idées, si on s'inquiète toujours du lendemain, C2 peut devenir rigide.

Vertèbre des informations reçues
Vertèbre de la communication profonde

Intégration profonde des informations, de compréhension de l'info :

Gauche : Elargie
Droite : Intime

On les surnomme également « les suprêmes ».
Elles sont très importantes.

C3

Eternelle solitaire.

Avoir l' impression de devoir « se débrouiller » tout seul

C'est aussi le replie sur soi même, vivre dans sa bulle, et éviter toute forme de communication avec son entourage.

Vertèbre du contact et de l' esthétique.
Recherche de ce qui est beau dévalorisation dans l'esthétique.
En relation avec le majeur.

Gauche : Danger
Droite : Affectif

C4
Vertèbre du compromis dans la communication
Vertèbre de l'échange :
« je cherche toujours à obtenir le compromis,
et je n'y arrive pas »
« pourquoi ne m' entendent-ils pas ?»

- gens qui cherchent à arranger les choses.
- chercher des solutions pour les autres.

C5
En rapport avec le verbe. Communication parlée, verbale (trop parler ou pas assez)

Injustice dans le déplacement ou le danger immédiat

« Je veux éviter le danger, je n' y arrive pas »

C6
Dévalorisation liée aux rêves d' enfants inaccessibles.
Conflit d'injustice en général, depuis longtemps ou toujours.
Opposition larvée depuis l'enfance en dans un sens d'injustice.

C4 C5 C6:
Localisée au niveau de la thyroïde.
Offusqué par rapport à ce que l'on a entendu, entraînant indignation et colère, les vertèbres vont réagir encore plus fortement si on n'exprime pas ses opinions, ses frustrations.
Tendance à ruminer certains évènements pour une longue période de temps

C7
Influencée par son côté moral, ses croyances et son côté spirituel.

La colère, fermé aux opinions et aux façons de voir des personnes que l'on côtoie .

Si on s'élève et s'objecte face à d'autres idéologies que la sienne sans garder un esprit ouvert, C7 pourra réagir.

Pour toutes ces vertèbres, on a de grandes attentes face aux autres mais avec de la difficulté à exprimer ses véritables émotions, si bien que la colère, la peur de ne pas être aimé ou le manque de support affectif apparaissent avec l'impression d'avoir à penser à tout et d'avoir à tout faire.

On résiste en croyant être incapable de se soutenir affectivement et avoir la conviction que si notre entourage nous témoignait plus d'amour et de soutien, tout irait beaucoup mieux.

On se sent responsable du bonheur des autres et cela devient lourd à porter.

Conflit d' injustice récente.

En rapport avec le temps- (Bursite, goître, thyroïde)
Centrale périphérique du temps.

Conflit d' injustice, être sous le joug de ....

CONJONCTION C5-C6-C7:

vertèbres orientées sur « le faire et le ressentir »
En correspondance avec les grands nerfs moteurs du bras.
Répercuté d'autre chose (le conflit peut-être ailleurs)

C7 + pathologie du coude................ : lié au travail

C7 + tête de l' humérus.................. : perte de ma couronne de mon statut (quel type de père ou d' homme je suis)

CERVICAL : TORTICOLIS

Pour une personne qui n'a pas le droit de regarder le passé
ni l' avenir, à tous les niveaux, donc elle regarde à côté.
Elle ne veut pas voir ce qu'elle voit.

Torticolis Congénital : le père ou la mère voulaient regarder ailleurs
(21 janvier ....Décapitation de Louis XVI : mémoire collective)

CHEVILLES (ARTICULATION)

Partie du corps très flexible et mobile.

Pont / lien entre « la terre – mère » et la personne.

La cheville exprime sa capacité à avancer, se lever, rester debout , être stable et ancré.

La cheville exécute les changements de direction et par conséquent, elle représente les décisions et les engagements qui se prennent en tenant compte de ses croyances et de ses valeurs.

CHRONIQUES (maladie)

Chronique = « chrono » temps.
Une maladie chronique peut prendre des mois ou des années à s'installer.

Cela suggère quelque chose de permanent, d'irréversible, qu'on ne peut à la limite que corriger.

On peut développer une maladie chronique lorsqu'on refuse d'évoluer par crainte de ce que l'avenir réserve.

L'impression que l'on ne peut pas changer le cours des choses.

CLAQUAGE MUSCULAIRE

Dévalorisation dans une notion d'impuissance.
Les muscles sont le reflet de ce que l'on est, on croit et on pense devenir dans la vie.

Ils représentent l'effort à déployer et le travail à accomplir pour aller de l'avant.

Les muscles représentent l'énergie mentale.

CLAVICULE

Symbolique : Clave = clef
Clef = solution
Clé – vie – cul = cul de sac

Quand il y a fracture, indique que la personne n' a pas trouvé la clef

– d'une problématique - pour s' en sortir.
- Arrivée au bout de la matière

- tout ce qui est supérieur
- problème par rapport à ce qu' on pense divin, supérieur.

La Clavicule est reliée directement à l'épaule.

Une douleur claviculaire indique une colère en regard des responsabilités que l'on nous donne et face auxquelles on peut vivre un sentiment de soumission et d'obligation.

Une fracture de clavicule peut arriver souvent à la suite d'une chute sur l'épaule et indique que la personne vit une forte pression face à ses propres responsabilités.

L'émotion engendrée pouvant amener à penser que « je vais casser » sous le poids de mes responsabilités.

COCCYX

Trouve sa symbolique très souvent dans un aspect de la sexualité.
Lié à l' identité.
On n' arrive pas à manifester son identité.

Hémorroïdes – difficulté d' identité.

Niveau archaïque : début de la queue :
- fonctionne comme un clapet

Soit histoire d' élimination, empêcher la reproduction,

Soit histoire de sexualité non permise, ou on ne veut plus faire l' amour.

+++ Ou « je suis au service des autres »
(j' ai pas le temps de poser « mon cul »)
Ou, les enfants qui viennent en cachette (adultère)
Ou, je suis déjà mort de mon vivant
Ou quelque chose de sale qu' il faut cacher......

COLERE

C'est l'exaltation de l'état affectif et un mode d'extériorisation brutale, se traduisant par une excitation tant physique que verbale, croissante, pouvant aller aux cris, bris d'objets, agressivité, tremblements...

C'est un cri d'alarme spontané, manifestation d'une révolte intérieure.

Cela peut-être un moyen d'opposition et de réactions aux interdictions, pouvant devenir moyen de chantage affectif et de domination.

Ces émotions qui envahissent se manifestent généralement au niveau du foie, par l'apparition de toxines qui peuvent engendrer une crise de foie.

Les pensées s'affolent, se bousculent, s'amplifient jusqu'à ce que l'on ne voit plus clair.: « rouge de colère ».

COLITE– COLIQUE (INTESTINS-VISCERES)

Il y a là une notion de colère.
Une contrariété, des conflits indigestes ou à répétitions.

COLONNE VERTEBRALE - RACHIS

Elle représente la structure du corps.

La colonne vertébrale, pilier de la construction osseuse, représente l'appui, la protection, la résistance.

La colonne vertébrale est reliée à tous les différents aspects de l'être par le squelette, à travers le système nerveux central, par la distribution sanguine centrale.

Elle soutient et protège dans toutes les situations de la vie. Sans elle, « on s'effondre ».

La colonne vertébrale symbolise aussi son énergie fondamentale et celle de l'esprit.

Elle représente sa flexibilité et sa résistance face aux différents fonctionnements.

Il dénote aussi une certaine réaction envers l'autorité, ainsi qu'à plusieurs aspects de la violence.

La personne concernée a de la difficulté à s'affirmer face à cette autorité, à parler de ses besoins, de ses points de vue.
La personne « se fait alors violence » envers elle- même.

Il peut s'agir d'une forme d'auto-punition consciente ou inconsciente.

La partie du corps blessée durant l'accident est indicateur par décodage du conflit sous-jacent.
L'accident peut aussi être son incapacité à se voir et s'accepter tel que l'on est .
Sentiments d'impuissance, de fardeau trop lourd à porter, besoin affectif ou émotionnel insatisfait...font que l'on se sent attaqué dans sa solidité et sa résistance.

Impression d'être le pilier de la famille, du travail, par rapport à toutes les situations ou organisations ou la personne est impliquée.

En regardant la région affectée, on identifie la cause de la douleur, du blocage.

Une déviation de la colonne vertébrale peut indiquer une résistance à vivre pleinement sa vie.

La lordose peut être associée à un sentiment de honte de ce que l'on est, du peu d'estime que l'on a de soi.

Peut symboliser une « obligation » de vivre dans la soumission, face à l'autorité ou à ce qui représente l'autorité pour la personne qui se sous estime face à cette autorité.

Sentiment d'être écrasé par les autres, peu de confiance en soi, peu capable d'exprimer ses idées et opinions.

Impuissance et désespoir.
Les responsabilités font peur, indécis dans son orientation.

Se présente souvent à l'adolescence, au moment de la recherche de son identité.

La vie et les responsabilités semblent énormes.
Tendance à se comparer à ses frères et sœurs, cousins cousines.

L'impression qu'ils sont meilleurs, d'où une dévalorisation, désir de fuir une situation ou quelqu'un.

COLONNE VERTEBRALE voir aussi DOS - DORSAL

Examen du rachis étage par étage :

CERVICAL = communication entre le haut et le bas, le bas et le haut
DORSAL = pilier de la famille

Représentent la grande région thoracique du dos, région de culpabilité, émotionnelle et affective.

Les Vertèbres dorsales de D1 à D12 sont en rapport avec :
« je suis le pilier de ma structure ou de la famille, ou de la structure en terme de survie de l' espèce »
« Je ne peux compter que sur moi. »

« j'en ai plein le dos... »
« porter le monde sur le dos »

* **Cyphose** = « je regarde ma mère »
(ma mère m' oblige à la regarder)
« Je suis dépendant de ma mère »

LOMBAIRE = rapport avec les autres , les collatéraux

Pour les sportifs = les collatéraux, qui peuvent être également les partenaires, les équipiers de club....

* **Lordose** = je regarde le père,
la recherche du père

* **Scoliose** = dévalorisation par rapport à un collatéral

***Inversion de courbure** = les gens rigides

CONDYLES voir GENOUX

« J' ai renié mon intelligence et ses performances » pour des compensations matérielles.

- Un deal : (di-le) à la con...

Dans le cas des **2 EPICONDYLES**

latéraux **=** « j' ai été pris par surprise et j'ai fait une faute »

* Condyle latéral externe : idem + compensation matérielle, financière.

* Condyle latéral interne : notion d'avoir fait une faute par rapport au clan familial parce que la personne devait se rapprocher.

CONSTIPATIONS (INTESTIN)

Ressenti biologique: conflit d'identité dans le territoire;
conflit de séparation;
conflit sur la motricité de tout le corps:
« je ne sais comment solutionner, faire glisser cette crasse, en attendant, je bloque, je réfléchis, je prend mon temps. »

Conflit de peur de ne pouvoir acheminer le morceau.

En phase de stress : constipations, selles dures.
En phase de réparation : coliques, douleurs.

CÔTES

Une côte fêlée ou cassée, peut indiquer que sa protection est diminuée et que l'on est vulnérable aux pressions extérieures face à l'amour, à son autonomie et à son besoin d'espace.

On se sent coincé entre soi même (les côtés spirituels et émotionnels) et le monde physique dans lequel on vit.
On se sent fragile et ouvert à toutes formes d'attaques.

On peut avoir l'impression que l'on n'a pas le contrôle sur sa propre vie, que l'on est sans ressources et exposé au danger.

Souvent c'est que l'on vit une situation particulière face à un membre de sa famille.

• Pour les côtes basses, il peut s'agir plutôt d'un conflit avec un enfant ou petit enfant.

• Les côtes latérales représentent plutôt une situation conflictuelle à un frère ou sœur, cousin(e)

* Les côtes hautes : un parent ou grand-parent.

Peut avoir une signification liée à l'Arbre généalogique

1ière	à 4ème	lié aux Aïeux
5ème	à 8ème	aux Collatéraux
9ème	à 12ème	aux Enfants

- Quand la localisation est à l'avant : lié à l'avenir, au futur;
- Pour une localisation postérieure : lié au passé, les vieux conflits, reliées aux sentiments

- Localisation latérale – sur un côté : lié au présent
- Région sternales : reliée à l' autorité
– la réalisation

- Lorsque la localisation est un Cartilage : idem mais en moins fort

De façon plus détaillée, quand les conflits ne sont pas résolus, on peut avoir les indications suivantes:

1ère Côte

Conflit avec l' ordre des choses
- à droite : affectif
- à gauche : colère

2ème Côte

Relié au père :

- partie antérieure : quand va-t-il m' écouter ?
- partie postérieure : à droite: manque d' affection
  à gauche: colère par rapport au père

3ème Côte

Reliée à la mère : - à droite: demande d' affection
- à gauche: colère

4ème Côte

Reliée aux collatéraux: frères et sœurs
- à droite: recherche d' affection
- à gauche: colère (les « beaufs » ...)

5ème côte

Reliée aux grands enfants (15-20 ans)
- à droite: affectif
- à gauche: colère

6ème côte

Reliée aux petits enfants
- à droite: affectif
- à gauche: colère

« je suis le produit de ... »
« je veux un petit enfant , je n' y arrive pas »

7ème Côte

Reliée au cousinage au plan biologique: neveux– nièces – cousins
« qui se rapporte au clan »
- à droite : affectif
- à gauche : colère

« je veux rentrer dans le clan »

« je n'accepte pas qu'ils intègrent le clan »

8ème Côte
Reliée à la descendance (aussi l' enfant)

9ème Côte - neveux- nièces – cousins

10ème Côte - à droite - affectif

11ème Côte - à gauche – colère

12ème Côte la côte du père pour sa fille

COTYLE Voir BASSIN

COU (voir Colonne vertébrale)

Lien entre le corps et l'esprit, pont qui permet à la vie de se manifester, expression vivante, celui qui autorise le mouvement le plus fondamental.

Il représente la flexibilité, la souplesse, la direction anticipée.

Multidirectionnel, il élargit la vision extérieure .

On peut tout voir autour de soi, et grâce à la flexibilité du cou, regarder une situation sous tous ses angles.
Le cou sépare l'abstrait du concret, le matériel du spirituel.

Puisque la gorge se situe au niveau du cou, des difficultés à avaler ses émotions, si on les « ravale » ceci peut créer une tension au niveau du cou, centre de l'énergie de la communication.
Le cou représente aussi le sentiment d'appartenance, le droit d' être sur cette terre, nous donnant ainsi un sentiment de sécurité et de plénitude.

COU : Torticolis voir CERVICAL

Indique un vécu dans l'insécurité.

La personne a des résistances à voir toutes les côtés des situations qu'elle vit.

L'inflexibilité empêche d'apprécier l'aide que l'on souhaite se voir apporter qui aiderait à faire évoluer les choses qui semblent difficiles.

Garder la tête droite, et associer son mal à un « coup de froid ».

La personne peut chercher à fuir une situation inconfortable qui demande à s'affirmer et à prendre position.

Faire une pause pour savoir:
dans quelle direction on refuse de regarder, ou quelle est la
la chose que l'on s'entête ou s'obstine à voir, dire ou faire, et qui fait bien notre affaire.

COUDE

Expression populaire: « huile de coude » et donc, lié au travail.

Syndrome épaule / main:

Dévalorisation par rapport à la demande associée à une dévalorisation par rapport au père.(avant on allait demander à Dieu, maintenant on demande à l' état)

Rapport avec travail et fonctionnalité.

Côté Droit: « je suis obligé d' exécuter ce travail et je n'en ai pas envie » (relation manuelle)
Côté Gauche: «je voudrais réaliser quelque chose mais je n'y arrive pas »[1]

Olécrane: lié au travail, le sport

Face antérieure: affectif

FACE Interne du coude

Problème lié au couple, dans le cas de dispute
(empêché de le serrer, la serrer dans les bras)
«quand je retiens quelqu'un dans mes bras pour le retenir»

COUDE EPITROCHLEITE

Epitrochlée: idem par rapport au travail

Les coudes représentent la liberté de mouvement, la flexibilité, la facilité de direction dans les nouvelles situations ou les expériences de vie.
C'est l'articulation souple et flexible du bras qui permet la créativité, et l'expression de nos gestes quotidiens.
Une douleur, outre un symbole de manque de flexibilité, peut être indicatif d'une peur de « se sentir pris ou coincé » dans une situation déplaisante.

Les coudes étant reliés à l'action, on peut être rigide et juger les gens qui ont une façon de faire différente de la sienne propre et qui peuvent remettre en question nos propres habitudes.

COUDE EPICONDYLITE

Tennis Elbauw: j'ai mal fait un geste, en terme de dévalorisation...
« ne pas avoir les coudées franches »
« jouer des coudes »

L'épicondylite, connue sous le nom de tennis Elbauw : il s'agit de chercher à comprendre pourquoi ou ce à quoi la personne oppose tant de résistance.
de la frustration, à la suite d évènements répétitifs qui se présentent dans sa vie avec l'impression de devoir constamment amortir les coups
.

COURBATURE

Endolorissement, fatigue musculaire après un effort ou certaines affections virales (grippe etc)

Douleur ressentie lorsqu'un besoin (affectif ou émotionnel) n'a pas été satisfait.

Réaction intérieure (douleur mentale) que l'on exprime physiquement.

COXARTHROSE voir **Lombaire**

CRAMPES

Tension intérieure (parfois excessive)
On retient l'énergie en l'empêchant de circuler en soi car on se sent coincé, limité.

Dans le temps présent, on vit beaucoup de pression et de tension qui peuvent être accompagnées d'un sentiment d'impuissance face à quelque chose ou à une situation.

On hésite à savoir quoi faire et à connaître la meilleure solution pour soi.

Dans la peur, on se cramponne, on s'accroche à des idées fixes.

On appréhende la vie au point ou « on bloque » radicalement (verrouille) l'énergie à un endroit précis.

Indication suivant l'endroit précis de la crampe :

* crampe aux pieds = direction à prendre,
* à la jambe = façon d'avancer dans la vie,
* à la main = nos actions et entreprises.

C R Â N E

Est le reflet structurel de l'inconscient collectif, spirituel.

Un problème à droite peut indiquer une perte de territoire.

TRAUMA - CRANIEN

Indique que la personne doit arrêter de ruminer dans la zone concernée.

Frontal = lié à l' avenir
Occipital = passé, retour des choses du passé
Temporal = problème de temps, écoute

ARCADES SOURCILIERES

Un problème dans cette zone est liée à la vue.

CUBOÏDE (OS)

Séparation, dévalorisation dans un contexte, dans une notion de réalité formelle.

« je ne peux échapper à... »
« je suis contraint de... »

CUISSES

Muscles qui représentent le mouvement et la force d'aller de l'avant.

Des cuisses fortes et puissantes indiquent une personne bien enracinée au sol, ayant de grandes réserves énergétiques utilisables pour son autorité et son évolution spirituelle.

Manquer de quelque chose peut-être effrayant pour soi, donc on fait des « réserves ».

On continue à véhiculer dans les cuisses les pensées inconscientes.

La personne vit de la colère du ressentiment et de la frustration parce qu'elle a l'impression de travailler sans grand succès.

DENTS

Les dents symbolisent les décisions, la solide porte d'entrée qui nous permet de mordre « à pleine dents » dans la vie.

La réalité intérieure et extérieure passent par les dents qui sont l'un des moyens pour l'exprimer entièrement.

Capacité intérieure d'accueillir de nouvelles idées, miroir de l'être.

Dents altérées (caries)= faible affirmation de soi, réalité inacceptable pour soi et peur de prendre sa place et les responsabilités que cela implique.

Même si on a de la difficulté à prendre certaines décisions bénéfiques pour soi, on doit rester ouvert aux moyens disponibles permettant de dépasser les situations les plus délicates.

Les dents représente aussi la volonté à aller de l'avant, à bien faire les choses, sa capacité à donner vie à ses pensées et à ses émotions.
Un conflit profond, de la culpabilité reliée à une situation émotionnelle véhiculées en parole, ou tout autre dérangement intérieur peuvent se manifester par une réaction aux dents ou aux gencives.

On peut serrer les dents pour se défendre d'une agression extérieure, dans une situation qui nous fait fortement réagir.

Les incisives se rapportent au fait d'avoir à trancher face à un choix, faire ou ne pas faire telle action.

Les canines sont liées au fait de pouvoir exercer une certaine autorité sur les décisions à prendre.

Elles peuvent être affectées lorsque l'on se sent « déchiré » face à une décision à prendre.

Les pré-molaires indiquent notre degré d'accord par rapport à nos décisions.

Les molaires, représentent son degré de contentement face aux décisions qui ont été prises ou qu'il reste à prendre.

Les problèmes dentaires sont reliés aux décisions.
On reporte la prise de décision parce que les conséquences de ces choix effraient, nous insécurisent.

Cette décision est associée à la responsabilité personnelle, à sa capacité de prendre des décisions, sans avoir peur de ce qui va arriver plus tard.

On a le goût de montrer les dents pour prendre sa place et montrer que l'on existe.

On veut être écouté, être respecté.
On prend conscience qu'en communiquant nos besoins et nos désirs, les rages de dents n'auront plus raison d'être.

DEPRESSION (NEURASTHENIE)

La dépression implique une profonde tristesse intérieure, une accumulation d'émotions refoulées provoquant un conflit entre le corps et l'esprit.

Cette maladie est reliée à un événement marquant de sa vie.

La dépression se traduit par de la dévalorisation et de la culpabilité qui nous rongent de l'intérieur.

Si l'on est dépressif, on se sent misérable, moins que rien.
On vit constamment dans le passé et on a de la difficulté à en sortir.
Le présent et l' avenir n'existent pas.

La dépression est souvent une étape décisive dans sa vie, parce qu'elle oblige à se remettre en question.

La dépression peut avoir sa source dans une situation que l'on vit face à son territoire, c'est à dire ce qui appartient à notre espace vital, que ce soient des personnes, des animaux, ou des choses.

Le conflit que je vis, peut-être relié à un élément de notre territoire que l'on a peur de perdre, à une dispute qui a lieu sur notre territoire et qui nous dérange.

DEVALORISATION - INVARIANT DE BASE :

DEVALORISATION :
Exprime suivant les cas différentes situations :

- « Je ne suis pas capable de ... »
- « j' ai été confronté à ma capacité de... »
- « déconsidération (à ma juste valeur) »

Pouvant être :

1- DEVALORISATION REELLE :
« je suis moins bon que l'autre »

2- DEVALORISATION SUBJECTIVE :
« la personne elle-même se dévalorise (souvent programmé dans l' enfant)

« Je ne peux pas faire autrement que de subir la situation dans un contexte de ... » Induit une notion d' impuissance.

« Quand je n' ai pas été reconnu, apprécié, aimé avant l'âge de 7 ans, je ne le serai jamais... »
« je ne vaux rien, je ne mérite pas d'être là » =
« je dois disparaître» = « je bouffe mes os... »

2- DEVALORISATION DU GESTE LUI MÊME :

Moins performant qu'avant dans le geste précis qu'on fait régulièrement.

PERFECTION du GESTE : perfection du métier

4- AUTOUR DU GESTE :

Ceux sont les conséquences du geste = Rhumatisme para-articulaire = donc des Bursites

Pour EPAULE : PSH

MEMBRE INFERIEUR: c'est l' enfant
MEMBRE SUPERIEUR : c'est côté paternel
TETE: reliance , liaison entre nous et le ciel
COLONNE VERTEBRALE: structure, pilier du corps
COTES: arbre généalogique
PIED: côté maternel (pas seulement la mère)

DEVALORISATIONS: EXPRESSIONS POPULAIRES

Huile de coude = travail
Touché jusqu'au os = dans ma propre structure
Touché jusqu'à la moelle = jusqu'au plus profond de ma personnalité
« J'en ai plein le dos... Porter le monde sur le dos... »

DIAPHRAGME

Le diaphragme – paroi de séparation – peut représenter sa capacité de s'abandonner complètement en respirant profondément.

Dans certaines tensions du diaphragme, on retient, on refoule ou on bloque des énergies libératrices qui sont bénéfiques pour soi.

On vit certaines situations qui nous empêchent d'exprimer librement nos sentiments et nos pensées les plus profondes.

DIARRHEES

Conflit d'une « saloperie » qu'on encaisse.
Peur viscérale.

DISQUES (INTERVERTEBRAUX)

discopathies – colonne vertébrale

Le disque déplacé peut-être le symbole que l'on ne se sent pas appuyé.
On ne se sent pas à la hauteur, on manque de confiance en soi.

DOIGTS Voir Main

Exécution du travail avec une sous tonalité symbolique.

Les doigts sont la manifestation de nos actions dans la vie de tous les jours.
Ils représentent l'action dans le moment présent, les détails du quotidiens.

Les doigts sont les manifestations concrètent de nos pensées de nos sentiments.

POUCE

Le pouce est relié à la pression, celle que l'on se place sur les épaules autant que celles que l'on exige des autres.

C'est un doigt puissant qui symbolise la force, le besoin de pouvoir et qui sert à pousser, à juger, à presser ainsi qu'à apprécier les actions des autres autant que nos propres interventions.

INDEX

Représente l'égo sous tous ses aspects: autorité, orgueil, suffisance

Dans nos comportements non verbaux, cela indique le rejet d'autorité, parentale ou autre.

MAJEUR

Représente la créativité, la sexualité, la colère.

ANNULAIRE

Symbole de l'union, il représente nos liens affectifs.

Peut provenir d'un chagrin ou d'une difficulté dans nos relations affectives: manifestation extérieure d'une blessure intérieure dont on n'a probablement parlé à personne.

Il nous est difficile de faire l'union avec soi même, de vivre avec ce chagrin intérieur qui nous accable.

La personne a peut-être tendance à exagérer la situation.

Qu'est ce qui nous empêche de s'exprimer ?

Est ce que l'on présume de la réaction de l'autre?

AURICULAIRE

Directement relié au cœur.
Il représente la famille ainsi que tous les aspects familiaux de sa vie.

DOIGTS ARTHRITIQUES

Symbolisent la critique, l'autopunition, la réprobation, un manque profond d'amour.

Sentiment d'être mal aimé et victime des évènements dans sa vie de tous les jours.

D O R S A L

Représente la grande région thoracique du dos, région de culpabilité, émotionnelle et affective.

Les Vertèbres dorsales de D1 à D12 sont en rapport avec:
« je suis le pilier de ma structure ou de la famille, ou de la structure en terme de survie de l'espèce »
« Je ne peux compter que sur moi. »
« j'en ai plein le dos... »
« porter le monde sur le dos »

Les DORSALES :

Elles représentent la grande région thoracique du dos, région de culpabilité, émotionnelle et affective.

D1

Réagit fortement lorsque l'on nous pousse à bout dans son travail, soit dans le sport, dans toutes les situations ou on va au bout de ses forces mentales, physiques, émotionnelles.

En liaison avec la fonction osseuse du rein, fonction calcique
Solidarité – sécurité

En rapport avec les choses qui ne sont pas respectées.

D2

Réagit lorsque notre émotivité est touchée.

Si on accumule et on étouffe nos émotions, le mal de dos est un message.

Si on a l'impression que l'on n'a pas sa place dans la vie dans la société, que la vie est injuste, et que l'on se sent victime des évènements, D2 pourra être touchée.

C'est la vertèbre du territoire : « je suis »

Conflit de dévalorisation, dans la survie de son foyer, de son travail, de sa vie

- Problématique avec le père.

On peut être particulièrement concerné par ce qui touche à sa famille et alors on vit toute situation de conflit.

On peut avoir accumulé de vieilles rancunes.

On peut aussi remuer de façon constante des expériences passées, au lieu de regarder vers l'avenir avec confiance et en vivant le moment présent.

D3

Vertèbre en relation avec la mère. (ou mère symbolique) de nid

à Droite ...	manque d' affection
à Gauche...	colère

D3 est le chef d' orchestre de la survie des côtes

D4

La réalité au carré (vésicule biliaire – colère)

Dévalorisation dans la réalisation de sa construction.

Gens confrontés à la réalité, et ne qui ne veulent pas la voir.
Tous les stress inconscients.

D5

Vertèbre en relation avec :
- le sang (le clan)
- le manque (foie)
- un stress inconscient,
- le père (plexus solaire)
- un conflit de manque.

D6

Vertèbre en relation avec l' estomac

Contrariété ressentie dans le territoire, vécue en terme de dévalorisation.

Trouble fonctionnel de l'estomac.

Le petit enfant en rapport avec l' estomac (il faut qu'il se gave pour assurer sa vie.)

Vertèbre de l'enfance, conflit de l'enfance, conflit indigeste de l'enfance.

CONJONCTION D5 – D6

En terme d'estime.
Foie..................manque.............Privation, mourir de faim
Plexus solaire........père...............Le père qui ne nous nourrit pas
sang.................clan
On n'est pas reconnu.

D7

Ignominie (pancréas) (répugnance, résistance)

Grosses « crasses », innommable.

D8

Vertèbre reliée à la lignée de sang.
La famille, les liens de sang Affiliation

Quand problème D5 et D8 =
« ça manque vraiment beaucoup de sang »

D9

Vertèbre reliée aux surrénales

Conflit en terme de se tromper de direction, peur de « se tromper »

Conflit « du mouton de panurge »
Orientations sportives, affectives.

D10

Vertèbre reliée au conflit d'anéantissement,
- d' écroulement
- conflit du réfugié
- effondrement du territoire

Problème de direction en terme de choix (reins)

D11

Dévalorisation dans des situations où l'on subit quelque chose en terme d'évacuation – de rétention.

« Je n' arrive pas à expulser» (les saletés)
Marquage du territoire.

D12

Vertèbre reliée à la sexualité –
Pubis – difficultés d'ordre sexuel.

Dévalorisation : hémi - vertèbre droite......culpabilité

hémi - sphère gauche.......grande colère
Problème de puberté

Conflit des trompes = sexualité dégueulasse

D9 + D12:

Souvent dans un problème d' inceste

DOS en général (Voir Colonne vertébrale)

Le dos représente le soutien et le support de la vie.

C'est l'endroit qui nous protège si l'on se sens impuissant face à une personne ou une situation (tourner le dos) en cas de besoins.

Si notre fardeau est trop lourd, si on manque de support ou si on ne se sent pas assez supporté (affectif, financier, etc) notre dos réagira en conséquence et certaines douleurs
(courbatures) pourront faire leur apparition.

On peut avoir le dos large, et être capable d'en prendre ou bien s'incliner humblement, se courber par respect ou acceptation.

C'est avec le dos que l'on enfouit les expériences qui ont causé confusion ou peine.

On y mets tout ce que l'on ne veut pas voir ou laisser voir aux autres.

On est profondément blessé, incapable d'exprimer ces émotions bloquées

On refuse de voir ce qui ne fait pas notre affaire !

DOS FRACTURES DES VERTEBRES

Résultat d'une révolte intérieure, une réaction d'inflexibilité mentale reliée à l'autorité.

Nous voyons la vie avec une étroitesse d'esprit telle que on « s'attire la fracture ».

Les pensées sont trop rigides, on refuse de plier à certaines idées nouvelles .

On est intransigeant et souvent très orgueilleux.

DOULEUR

Quelque soit la douleur, elle est reliée à un déséquilibre d'ordre émotionnel ou mental, à un sentiment profond de culpabilité ou de peine.

Forme d'angoisse intérieure ou forme d'autopunition.
(Sujet complexe qui fera l'objet d'une prochaine publication de notre part).

DOUTE

Le doute est directement relié au mental.

C'est un état obsessionnel qui nous empêche de se brancher clairement dans le physique, dans le rationnel.

On remet constamment ses décisions en question.
On se demande si l'on a fait le bon choix face aux situations de sa vie.

DROGUE

Synonyme de fuites pour la survie.

Peuvent signifier désespoir, honte, fuite extrême, peur de l'inconnu et des responsabilités.

La drogue est un refuge.
On se protège contre soi même.
Peur de faire face à la réalité et d'avoir à faire des efforts.

DUPUYTRENS

EMOTIONS - EMOTIVITE

L'émotivité ou plus exactement l'hyperémotivité, fait que toutes nos émotions sont à fleur de peau.

Un rien nous bouleverse, on se sent paralysé dans cet état, à en perdre même l'équilibre.

On vit d'insécurité, de peur et d'anxiété et on a tendance à tout dramatiser.

Tendance à être moins dans l'action, à réaliser peu de projets car la peur paralyse.

Emotionnellement et physiquement fragile.

Tendance à s'isoler du monde pour se protéger

Ayant peur de l'inconnu, on va prendre des habitudes pour diminuer l'angoisse liée à cette inconnue.

ENTORSE

Pour le sportif, cela peut indiquer une peur de ne pas y arriver.

Cela peut-être une dévalorisation dans un contexte de fonction maternelle.
En fonction de l'endroit douloureux, une indication de décodage sera fournie :

dans le cas de la cheville:

- L.L.E postérieur = en rapport à la mère, en terme de marquage du territoire (Ligament latéral externe)
- LLE antérieur++ = Séparation en rapport à la mère en terme de rancœur, jalousie;

LLI antérieur = séparation en rapport à la mère en terme de soucis (je me fais du soucis pour...)

Mais, le testing associé au décodage de la zone concernée est d'une grande précision.

ENTORSE, FRACTURE : résolution d'un conflit d'éloignement par rapport à la mère.

Peuvent se retrouver au niveau de toutes les articulations.

Les articulations représentant sa flexibilité et sa capacité à se plier aux différentes situations de sa vie.

L'entorse est symbolique de FREIN.

On résiste ou on vit de l'insécurité face à la direction que l'on prend (cheville) ou dans ce que l'on fait (poignet).

On vit de la culpabilité et on s'auto-sabote parce que l'on résiste.
On vit une tension mentale.

EPANCHEMENTS : SYNOVIE

Adoucissement des choses, « que ça se calme... »
On veut plus de douceur...dans la soumission

EPAULES (en général)

Elles représentent la capacité à porter une charge.

Elles portent les joies, les peines, les responsabilités, les insécurités.

Personne n'est exemptée de porter un fardeau.

Si on se rend responsable du bonheur ou du bien être des autres, on augmente alors le poids que l'on porte et on a mal aux épaules.

L'impression d'avoir trop à faire et de jamais être capable de tout accomplir.

Avoir aussi l'impression qu'on nous empêche d'agir, à cause d'opinions différentes, ou qu'on ne veut pas nous appuyer dans nos projets.

Lorsqu'on voit de grandes insécurités affectives ou matérielles (suivant l'épaule) ou que l'on se sent écrasé par le poids de ses responsabilités, tant affectives que matérielles.

On a peur de demain à en oublier de vivre aujourd'hui.

EPICONDYLITE - EPITROCHLEITE

EQUILIBRE (perte d'équilibre) ETOURDISSEMENT

Se sentir bousculé ou dépassé par des évènements,
ne plus savoir quelle direction prendre, peut « faire perdre » l'équilibre.

Souvent associé à l'hypoglycémie, peut indiquer une « fuite » une issue pour des évènements, une situation, qui évoluent trop rapidement.

Ou, quand la réalité devient trop lourde à supporter.

ESTOMAC

Conflit de manque et conflit indigeste : « ça m 'est resté sur l'estomac »

Conflit de ne pouvoir digérer le morceau.
Conflit de la « bouffe » cadre familial

Ennuis, agacement, peur archaïque de mourir d'inanition.

Contrariétés indigestes à répétitions :

Petite courbure = ulcération

Conflit relatif à des personnes ou des situations que l'on doit côtoyer par obligation.

Grande courbure = K en choux fleur

« ça m'est resté sur l'estomac de ne pouvoir digérer le morceau »

« Je ne peux pas digérer le morceau, il me reste là. »
« Je n'ai pas ce que je veux, j'ai ce que je ne veux pas »
= manque indigeste

Le conflit extérieur du digestif est l'acceptation
« on mange le monde extérieur»

L'estomac reflète la façon dont on absorbe et intègre la réalité et sa capacité à digérer les nouvelles idées ou les nouvelles situations.

Lié à un besoin de nourriture émotionnelle

La nourriture représente l'affection, la sécurité, la récompense, la survie.

Quand on vit un vide quelconque autour de soi, de sa vie, on cherche à le combler avec de la nourriture .

La nourriture peut aussi aider artificiellement à se libérer des tensions matérielles ou financières.

ESTOMAC BRULURE D' :

Signe d'une situation, un événement, une personne qui :

« me brûle »
« m'acidifie, »
« me met en colère. »

La situation est irritante injuste et on vit de l'impuissance intérieurement.

EVANOUISSEMENT PERTE DE CONNAISSANCE

C'est une perte de conscience temporaire de durée variable.

Elle permet de fuir la réalité, la personne se désiste temporairement parce que fatiguée et incapable de faire face aux situations de la vie.

FATIGUE

La fatigue donne l'impression d'être à plat. Intérieurement, on est vidé.

L'énergie s'éparpille dans trop de direction à la fois.

Certaine lassitude face à la vie, fatigue intérieure parce que nous avons à se débattre pour avancer.

FEMUR

« fais le mur »
C' est un conflit d' opposition : « je reste sur mes positions »

Cela peut être aussi: « je m' affirme en tant qu'adulte »

Conflit du buffle (maximum de pression sur les hanches)

opposition action / opposition passive
vers l'âge adulte : jeune + âgé

Actif = cassure de l' os
Passif = fracture d' usure

Quand il y a fracture du Col du fémur = « je ne veux pas aller »

ARTICULATION COXO –FEMORALE

Conflit de sexualité
Opposition de sexualité

Performances sexuelles
Pulsions sexuelles

Je fais un parallèle entre mes passions sexuelles et mes passions professionnelles.

Cela concerne aussi les secrets.

Inceste symbolique = l' arthrose remplace la migraine
Arthrose de hanche = « je n' ai pas le droit symboliquement de faire l' amour »

COL FEMORAL

Peut indiquer : « je ne suis pas maître de la décision »

COXARTHROSE

Conflit de l'acte sexuel vécu en dévalorisation et en opposition
« je ne peux plus m'opposer à ... »

GRAND TROCHANTER

Peut indiquer : « je croyais bien faire, et je me suis fait leurrer »

FOIE

Conflit de manque : moyens d'existences, situation,

Peur de manquer de l'essentiel, du nécessaire ou vécu comme tel.

Peur de manquer dans tous les sens du terme

FRACTURES

Conflit de dévalorisation

Héros (vécu en terme de gloire)

Abandonné – rejeté (ostéosarcome)

« si je fais un drame de ma fracture »- en terme de
« mal vécu »

« si je ne résous pas, ou mal le conflit, ça risque de recasser ».

Soit l'os a été « bouffé »: la chute, le traumatisme est révélateur du conflit.

Soit « j' ai résolu mon conflit »

FRILOSITE

La frilosité apparaît souvent à la suite d'évènements où l'on a vécu une séparation avec une personne notamment à qui l'on tenait et que l'on ne reverra jamais.

La personne vit un grand vide, un grand froid

FRONT FRONTAL

Il représente mon individualité et la façon dont je fais face à ma vie et aux évènements, rationnellement plutôt qu' émotionnellement.

GENOUX

Le « je » et le « nous »
mais aussi : « je- noue- »
ou : « jeux - nous »

Côté Fémur :

Est en rapport avec les autres (avec sa femme, son mari...)
Indique la direction en général, la direction de sa vie,
La direction professionnelle.....

Cela peut-être aussi le côté religieux des choses.

Une symbolique vécue et passée: punition injuste quand on était enfant.

Personne en dualité dans un conflit d'identité.
Peut-être aussi une oppression dans le clan.

Ne pas plier, ne pas céder, se mettre à genoux.

2 possibilités :

1- PATHOLOGIE DU GENOU
2- DOULEUR RAPPORTEE
(cheville, lombaire, hanche...)

Lié à une problématique d' adolescence, dans une problématique de soumission:

« Je suis sur les rotules »
Etre à genoux
Poser genou à terre / Je ne veux pas céder, plier, me conformer en terme de conflit, problème d'obéissance .

Mais également : « On m' oblige à obéir »

A droite = fonction matérielle
A gauche = mère symbolique

Egalement en fonction des points douloureux:

à droite: Affectif
Désir contrarié
à gauche: Tonalité d' action, danger

Les problèmes aux genoux peuvent signifier un entêtement, rigidité, orgueil.

Les genoux indiquent que l'on vit un conflit avec l'autorité.

Peur de prendre une certaine direction dans l'action pour aller de l'avant.

Impression que l'on doit plier dans certaines situations ou que l'on doit plier devant quelqu'un ou quelque chose.

Inflammation ou douleur peuvent indiquer une rigidité face à l'autorité.

Mais également en fonction de la localisation, des différents points douloureux du genou

Face interne: dans une situation d'opposition avec colère:

« je ne veux pas me mettre à genoux » (avec une colère sous-jacente)

Face antéro-interne: dans un ressenti de souci (souci de ne pas pouvoir se mettre à genou, de ne pas vouloir...)(ménisque)

Face antéro-externe = « je ne veux pas que ce soit dit de s'abaisser pour demander quelque chose »

Face externe: dans une situation en terme de rancœur :
« je ne veux pas me mettre à genoux, dans une histoire de rancœur»

Face postérieure: un problème de territoire,
« je ne veux pas m' abaisser »

dans une histoire (creux poplité) de territoire,
« je ne veux pas abandonner, céder mon territoire ».

TERRITOIRE PATTE D' OIE :

« Je ne veux pas m' abaisser et je suis obliger de me taire, je ne peux rien dire »

GONARTHROSE

Dans le cas des gonarthroses, les conflits sont plus ou moins résolus, les conflits larvés non aboutis, qui ne se résolvent pas....
« dans l'obéissance imposée, je voudrais avoir un peu plus de douceur »

GONFLEMENT (en général)

La frustration par rapport à son conjoint, ses enfants, sa famille.

On se sent limité sur le plan affectif ou dans l'expression de ses sentiments envers des personnes de son entourage.

GRINCEMENTS DE DENTS

Indiquent souvent une forte colère intérieure, une rage refoulée, s'exprimant souvent la nuit.

On se retient de dire ou faire certaines choses, sans prendre de décisions claires, de façon récurrente.

C'est l'expression d'une agressivité contenue, profonde tristesse, d'une peur d'expression bruitale d'un gémissement intérieur.

GROS INTESTIN Voir INTESTIN

HALLUS VALGUS

Conflit en terme d' orientation.
« je n' ai pas fait mon choix »
« je ne me suis pas positionné clairement »

Sur le dessus: en rapport aux collatéraux en terme de dévalorisation.

Sur le dessous: en rapport aux collatéraux en terme de supériorité.

Histoire d'obligation toujours:
- quand il passe au dessus = « ma mère m' oblige à m' occuper de mes frères et sœurs, car je suis l' aîné ».
- quand il passe en dessous, petit, « je suis obligé,
- je m'oblige à m'occuper de mes frères et sœurs. »

HANCHES

Représentent les croyances de base face à ceux que sont ou à ceux que devraient être les relations avec le monde.

Représentent le fait de s'élancer dans la vie.

HERNIE

Symbolisée par une notion d'impuissance....
« Je ne peux digérer la tromperie sexuelle »
(réelle ou symbolique)

ou « je me suis trompé sur la relation sexuelle »

***HERNIE INGUINALE** (plutôt masculin)
« Je n' y ai pas cru, et je râle »

***HERNIE CERVICALE** (plutôt féminin)

***HERNIE OMBILICALE**

Une déception par rapport à la nourriture.

Savoir également que le lieu de la hernie indique sa nature et sa symbolique.

Grand désir non exprimé de rompre avec une situation ou une personne qui nous est désagréable et avec laquelle on ne se sent engagée.

Peut exprimer une autopunition car on s'en veut, se sentant impuissant ou incapable de réaliser certaines choses.

On vit de frustrations face à soi–même.

HERNIE DISCALE :

C'est le conflit lié qui fait mal.

Hernie discale L4 – L5
Dévalorisation par rapport à ses collatéraux pour un problème de norme dans un contexte plutôt affectif.

Toutes les HERNIES, LUMBAGO, LOMBALGIES ont un rapport avec la sexualité réelle ou symbolique.

HEMORROÏDES

Relié au père – à la mère
à qui suis-je relié ?
Peur de perdre

LAXITE LIGAMENTAIRE (HYPER)

« Je voudrais avoir plus de mouvement dans ma vie »

LAXITE (HYPO):

L'inverse

INFLAMMATIONS

Une inflammation survient si on a peur d'aller de l'avant.
On devient incapable de bouger.

Personne qui a de la difficulté à changer de direction, qui n'agit pas avec spontanéité.

Personne qui hésite ou refuse de s'abandonner à la vie, à faire confiance.

Lorsque on a de la difficulté ou de la douleur à bouger, le corps exprime que l'on ne veut pas comprendre ou accepter de comprendre quelque chose qui nous limite dans l'expression de soi.

INSOMNIE

L'incapacité de dormir correspond à une profonde frayeur à s'abandonner et à se laisser aller.

On vit de l'insécurité et on veut avoir le contrôle sur tout ce qui se passe dans la vie.

La vie est teintée par la tension, l'anxiété la culpabilité et parfois même une certaine paranoïa.

L'insomnie peut être reliée à une culpabilité consciente ou inconsciente.

INTESTINS

Tout ce qui nous cause de la tristesse, de la crainte, de la confusion, de la révolte, de la honte ou tout autre pensée ou sentiment discordant peut trouver une libération et créer des problèmes intestinaux.

Ils constituent avec les viscères en général, ce que l'on appelle le deuxième cerveau en ostéopathie.

INTESTIN GRELE:

Contrariétés indigestes
Conflit de ne pas pouvoir assimiler le morceau.
Manque indigeste.

GROS INTESTIN :

Relié à la culpabilité – relâchement

PATHOLOGIE du GROS INTESTIN

Plus on se rapproche de l'appendice = conflit récent
Plus on se rapproche de l'anus = vieux conflit

JAMBES (en général)

Les jambes « nous transportent vers l'avant ou vers l'arrière », nous donnent une direction propre, de la solidité et une assise ferme.

Elles représentent la capacité à avancer dans la vie, à aller de l'avant.
Elles représentent aussi tout le domaine des relations avec son entourage.

La partie jambe anatomique, représente une protection par rapport à son passé alors qu'on va de l'avant dans la vie.

La partie supérieure, les cuisses, reflète sa tendance à retenir les choses, souvent liées au passé, et plus particulièrement au domaine familial.

Culpabilité par rapport à certains évènements, rancune ou amertume.

Comme si le passé retenait vers l'arrière.

LOMBAIRES

Les vertèbres lombaires: en relation avec tout ce qui est « rapports ».

Rapports humains avec les autres.
Souvent confondu avec les reins par les consultants - mal aux reins- c'est une partie du système de soutien, appelés familièrement « bas du dos ».

Des douleurs peuvent indiquer des insécurités matérielles, (travail, argent, biens) et affectives « j'ai peur de manquer de... »

Tellement préoccupé par tout ce qui est matériel que l'on ressent de la tristesse car il y a un vide qui fait mal.

On peux baser sa valeur personnelle sur le nombre de biens matériels que l'on possède.

Tendance à en prendre trop sur ses épaules et à éparpiller nos énergies.

On tente de tout faire pour être aimé et on s'attarde à ce que les autres pensent de soi.

Notre impuissance face à certaines situations de notre vie nous rend amer, et on refuse de se soumettre, mais on a peur.

Ce sentiment d'impuissance qui peut nous mener jusqu' à la révolte pourra nous mener à un « lumbago » ou « tour de rein ».

On ne se sent pas soutenu dans ses besoins de base et ses besoins affectifs.

On a de la difficulté à faire face aux changements et à sa routine et ses vieilles habitudes.

Dénote une inflexibilité et une rigidité et on voudrait être soutenu à sa façon.

Les problèmes de pincements des disques lombaires, indiquent que l'on met trop de pression sur soi à faire des choses pour se faire aimer.

Comme on ne se sent pas soutenu, on devient rigide envers les autres.
Le bas du dos fait aussi partie du système du centre du mouvement.
Si on a de la difficulté à transiger avec la société, tant du point de vue des directions à prendre que du soutien que l'on attend d'elle, on peut vivre de la frustration ou du ressentiment.

On ne veux pas « dealer » avec certaines personnes ou certaines situations.

Nos rapports avec notre entourage en souffrent.
On peut aussi avoir de la difficulté à accepter que l'on avance en âge.

Si on vit des conflits intérieurs ou extérieurs, si on a refoulé son énergie sexuelle, une douleur au bas du dos pourra apparaître.

Lorsque les vertèbres sacrées sont affectées, on peut avoir l'impression que l'on n'a pas de colonne, et que l'on a besoin de quelqu'un pour être soutenu.

On a un potentiel énorme, mais est ce que l'on est prêt à faire des efforts nécessaires pour accomplir nos buts?

BAS DU DOS : LOMBAIRES

Souvent confondu avec les reins par les consultants- mal aux reins- c'est une partie du système de soutien.
Tellement préoccupé par tout ce qui est matériel que l'on ressent de la tristesse car il y a un vide qui fait mal.

On peux baser sa valeur personnelle sur le nombre de biens matériels que l'on possède.
Tendance à en prendre trop sur ses épaules et à éparpiller nos énergies.

On tente de tout faire pour être aimé et on s'attarde à ce que les autres pensent de soi.

Notre impuissance face à certaines situations de notre vie nous rend amer, et on refuse de se soumettre, mais on a peur.

Ce sentiment d'impuissance qui peut nous mener jusqu'à la révolte pourra nous mener à un « lumbago » ou « tour de rein ».

On ne se sent pas soutenu dans ses besoins de base et ses besoins affectifs.

On a de la difficulté à faire face aux changements et à sa routine et ses vieilles habitudes.
Dénote une inflexibilité et une rigidité et on voudrait être soutenu à sa façon.

Les problèmes de pincements des disques lombaires, indiquent que l'on met trop de pression sur soi à faire des choses pour se faire aimer.
Comme on ne se sent pas soutenu, on devient rigide envers les autres.

Le bas du dos fait aussi partie du système du centre du mouvement.

Si on a de la difficulté à transiger avec la société, tant du point de vue des directions à prendre que du soutien que l'on attend d'elle, on peut vivre de la frustration ou du ressentiment.

On ne veux pas « dealer » avec certaines personnes ou certaines situations.

Nos rapports avec notre entourage en souffrent.
On peut aussi avoir de la difficulté à accepter que l'on avance en âge.

Si on vit des conflits intérieurs ou extérieurs, si on a refoulé son énergie sexuelle, une douleur au bas du dos pourra apparaître.

Lorsque les vertèbres sacrées sont affectées, on peut avoir l'impression que l'on n'a pas de colonne, et que l'on a besoin de quelqu'un pour être soutenu.

On a un potentiel énorme, mais est ce que l'on est prêt à faire des efforts nécessaires pour accomplir nos buts.

L1

1- vertèbre reliée aux notions d' échange et de circulation.
(gros intestin – triple réchauffeur)

2- Notion de quelque chose de pas propre
Pathologie des grosses crasses, vacheries, affronts.

L2

Vertèbre reliée à l'appendice - bourse de réserve
Dévalorisation - lâcher les choses en terme d'économie.

« Je dois penser à garder et je n' y arrive pas »

« Je dois laisser partir quelque chose que j' ai pensé pouvoir garder »

Une notion de lâcher prise.

L3
Vertèbre reliée aux organes sexuels

Ovaires – testicules – utérus en tant que matrice qui fabrique l'enfant.

Aux genoux.
A la vessie en terme de marquage de territoire , procréation, ménopause

L4
Je ne suis pas dans la norme !

Réalité des choses = je ne suis pas comme les autres

L5
Par rapport aux amis – aux autres – aux collatéraux

Hernie discale (
phase de réparation)

Hémi-vertèbre droite............culpabilité
Hémi-vertèbre gauche...........colère

« Je règle ma problématique antérieure. »

CONJONCTION L5 - S1...
Culpabilité en terme de sale, répugnant

Collatéraux sacrés

SACRUM

Relié au sacré, valeur sacré que l'on a en soi, le sacré en soi.

Problème d' identité

COCCYX

Hémorroïdes – difficulté d'identité.

On n'arrive pas à manifester son identité

Niveau archaïque: début de la queue: fonctionne comme un clapet

Soit histoire d'élimination, empêcher la reproduction.

Soit histoire de sexualité non permise, ou on ne veut plus faire l'amour.

+++   ou : « je suis au service des autres »
(j' ai pas le temps de poser « mon cul »)

Ou, les enfants qui viennent en cachette (adultère)
Ou, je suis déjà mort de mon vivant
Ou quelque chose de sale qu' il faut cacher......

BASSIN

C' est la Procréation

HERNIE DISCALE :

C'est le conflit lié qui fait mal.

Hernie discale L4 – L5 Dévalorisation par rapport à ses collatéraux pour un problème de norme dans un contexte plutôt affectif.

Toutes les HERNIES, LUMBAGO, LOMBALGIES ont un rapport avec la sexualité réelle ou symbolique.

SCIATIQUE :

I-NIE-TIATIQUE......voir L5 – S1......

Douleurs lombaires – conflit sexuel sous-jacent

Conflit de déplacement : « je ne peux pas me déplacer »

à Droite: on nous oblige à y aller, déplacement :
« je dois aller ou faire »
« je n' ai pas envie d' y aller, mais on m'oblige à le faire »

à Gauche :
« je suis empêcher d'y aller, déplacement : »
« je voudrais aller ou faire, mais on m'en empêche »

Douleur postérieure: territoire connu
« je ne veux plus aller quelque part »

Douleur antérieure: lié au futur

« il y a un morceau à attraper dans le futur »
« Je désire quelque chose en sexe et c'est pas possible »

Douleur antéro-interne : colère

SACRALISATION CONGENITALE :

Problème vécu par la mère, en lien avec le sacré et collatéraux (père, mère, oncle, tante, grand parent ...)

ANTELISTHESIS :
L5 part en antériorité: fuite en avant

RETROLISTHESIS :
En postériorité: fuite du passé

LIGAMENTS

Dévalorisation dans l'obéissance, vécue en terme de futur « mais quand serais-je autonome... ? »

LIGAMENTS CROISES

Tout ce qui est croisé = du regard
= croiser le fer
= croisée des chemins

En SPORT, cela peut être un sportif mis dans un poste à droite ou à gauche, poste qui n'est pas le sien.

LOMBALGIES LUMBAGO voir Lombaire

LUXATIONS

Peut indiquer une peur ou un choc émotionnel.

LUXATION CONGENITALE DE HANCHE :

Crainte de l'éloignement qui pourrait entraîner une tromperie sexuelle.

C'est pas l'enfant qu'il faut voir, mais l'adulte.
Projet sens des ascendants (des deux parents).
Conflit d'opposition

MACHOIRES (Maux de mâchoires)

Les problèmes de mâchoires peuvent survenir lorsque on serre les dents parce qu'il y a du refoulement et que l'on retient toute l'énergie reliée à la colère à l'obstination, à l'entêtement et peut-être même à une envie inconsciente de se venger de quelqu'un ou quelque chose.

Le grincement de dents est un signe de « vivre en insécurité »

Lorsque les mâchoires bloquent, c'est être dans l'incapacité de s'exprimer, de contrôler ce qui nous entoure, de refouler ses émotions.

Articulation Temporo- mandibulaire:

articulation, diction, dans non dit,
Secrets, communication,
Articulation des choses

MAIGREUR

Sous alimentation ou consommation excessive peuvent entraîner maigreur ou obésité.

Nervosité, anxiété, consommation excessive de médicaments, grandes peurs ou très grandes joies peuvent être des facteurs qui favorise qu'un individu engraisse ou maigrisse.

MAINS (en général)

Directement liées à l'action.

Expression intime de soi même et puissance du toucher.
On a entre les mains les situations de son passé, présent et avenir.
On a entre les mains les situations de son quotidien.

MAINS FROIDES:
On se retire émotionnellement d'une situation ou d'une relation dans laquelle on est impliqué.

MAINS MOITES:
Taux excessif d'anxiété, de nervosité.

On est débordé par ses émotions, se sentant trop impliqué ou trop actif dans une certaine situation de sa vie quotidienne.

Douleurs ou crampes: on refuse d'être flexible face aux

situations présentent.
Sentiment d'incapacité ou de vivre une grande peur face à l'échec.

Amène à vouloir tout maîtriser avec les mains, à vouloir tout posséder.

DOIGTS Voir Main

Exécution du travail avec une sous tonalité symbolique.

Les doigts sont la manifestation de nos actions dans la vie de tous les jours.

Ils représentent l'action dans le moment présent, les détails du quotidiens.

Les doigts sont les manifestations concrètent de nos pensées de nos sentiments.

POUCE -I-
Alimentaire, c' est aussi la mère, la lignée maternelle...
Droit de vie et de mort

Pouce à l' intérieur: on ne montre pas son agressivité.

C'est le seul doigt de l'opposition: conflit de dévalorisation sans opposition possible.

« je suis toujours soumis à l'autorité de... »
dans un travail vécu en dévalorisation

2ème niveau: toutes les histoires alimentaires dans le travail en terme.

- d' exécution par rapport aux fonctions – pouce
- d'exécution par rapport aux structures-colonne pouce

Le pouce est relié à la pression, celle que l'on se place sur les épaules autant que celles que l'on exige des autres.

C'est un doigt puissant qui symbolise la force, le besoin de pouvoir et qui sert à pousser, à juger, à presser ainsi qu'à apprécier les actions des autres autant que nos propres interventions.

II - INDEX

Représente l'égo sous tous ses aspects : autorité, orgueil, suffisance

Dans nos comportement non verbaux, cela indique le rejet d'autorité, parentale ou autre.

En lien avec l'odorat: séparation , sexualité moche, c'est le père

L'index est aussi le doigt qui met en garde.

C'est la loi: le doigt de l'accusation
« mon collègue de travail m'accuse d'avoir fait une faute –
je dois me justifier »

-en terme de fonction – le doigt
-en terme de structure – la colonne (carpe)
« plus je bloque dans le mouvement et plus c'est distal »

2ème niveau : lié au sentir – au nez

« au travail, j'ai besoin de sentir, c'est vital de sentir...d'où vient le vent »

Attitude de travail

MAJEUR III
Doigt de la sexualité, du toucher

2ème niveau : lié au toucher – « avec lui j'ai la meilleure info »

Plus dévalorisation en terme de fonction – le doigt
Plus dévalorisation en terme de structure – la colonne

Représente la créativité, la sexualité la colère.

ANNULAIRE - IV
Symbole de l'union, il représente nos liens affectifs.

Peut provenir d'un chagrin ou d'une difficulté dans nos relations affectives: manifestation extérieure d'une blessure intérieure dont on n'a probablement parlé à personne.

Il nous est difficile de faire l'union avec soi même, de vivre avec ce chagrin intérieur qui nous accable.

La personne a peut-être tendance à exagérer la situation.

Qu'est ce qui nous empêche de s'exprimer ?

Est ce que l'on présume de la réaction de l'autre?

Doigt de l'alliance , œil , yeux
problème d' identité , de mariage
« je m' allie à..j' épouse...je prête serment... »

Conflit « je vais être dévalorisé dans une alliance ratée »
2ème niveau : lié à la vision –
« qu' est ce qu'il est important de voir ? »
« cela je ne l'ai pas vu...qu' est ce qu'il va dire ? »

V - AURICULAIRE

Le doigt du secret - Mensonge en terme de conflit.

Vérité en terme de solution
« mais ce n'est pas la vérité qui compte, mais la réalité
(ma réalité)

Secrets, non- dits...
2ème niveau : lié à l'audition- « je n'ai pas voulu entendre »

Autre niveau de lecture des phalanges pha-lange
= aller vers les anges

Directement relié au cœur.
Il représente la famille ainsi que tous les aspects familiaux de sa vie.

METACARPES

dévalorisation en terme de plus précis et plus fins.

RISARTHROSE: toujours en train d'éplucher (le geste)

DOIGTS ARTHRITIQUES

Symbolisent la critique, l'autopunition, la réprobation, un manque profond d'amour.

Sentiment d'être mal aimé et victime des évènements dans sa vie de tous les jours.

DUPUYTREN / MALADIE DE

On m'a proposé de garder le secret dans une histoire d'alliance (pas nécessairement directe, mais aussi trans-générationnel ou symbolique)

Rétention de l' aponévrose palmaire – Notion de protection.

En terme de muscle = force

Dévalorisation par rapport à la force et la protection, plus apport symbolique de chaque doigt.

AGENESIE

(os en moins) = main = marionnette = manipuler
(os en plus) = manipulation dans le clan

DOIGTS SOUDES

Une main qui ne laisse pas passer, par opposition à la main percée.

La plupart du temps problème de fusion à la mère.
« je veux refaire la coque pour être scotché à la mère, au principe féminin »

DOIGTS SURNUMERAIRES

Il faut que « j' ai encore plus de performance dans les doigts » (quatre générations de pianiste – moi j' ai un doigt de plus).

MALADIE

Le « mal -a- dit »...et si elle était une information du corps pour exprimer un conflit, un traumatisme, une souffrance, un mal être vécu ?

Comprendre ce qui est dit, exprimé, c'est déjà un peu guérir.

MALADIES PSYCHOSOMATIQUES

Des maladies apparaissent à la suite d'un choc, un conflit, une émotion, d'un traumatisme conscient ou inconscient.

Le mécanisme déclencheur, le mécanisme biologique en rapport avec le conflit, ou ce qui est subi comme « une agression ».

MAL DE TETE MIGRAINE - CEPHALEES

De nombreuses causes peuvent être à l'origine du mal de tête.

C'est l'expression douloureuse d'une situation de conflit récurrente, d'une intellectualisation permanente de conflits, de situations vécues, d'émotions « pris au piège » dans la tête.

Les origines sont aussi variables d'une douleur à l'autre.

MAL DE DOS voir le Dos en général

MEMBRE INFERIEUR

PIEDS – JAMBES – CUISSES :
sont dits les membres de la mère.

Pieds :
tissu endodermique attaché à la mère, cherche à adhérer à la mère

Jambes**:** tissu mésoderme déplacement, fonction d'autonomie
Cuisses **:** tissu extoderme conflit / relation dans la société

C' EST L' ENFANT (le membre supérieur est Paternel)

MENISQUES voir GENOU

Conflit de conciliation, problème de liaison
Conflit de l'intermédiaire
Conflit de l'aménagement, arrangements

« j'essaye d'être la cheville ouvrière de l'arrangement des choses »

MICROBES

Les microbes correspondent à des conflits.

1- Staphylocoque= germe qui est là pour protéger la peau
= atteinte à mon intégrité physique (notion de souillure réelle ou symbolique)
= intrusion dans mon espace intérieur
2- Streptocoque : angines...

3- Biocyanique : microbe hospitalier, appelé « pseudomonnaie = « monnaie de singe »

Chez les gens qui ont de fausses informations.

C'est pour ça que ça arrive dans les hôpitaux.

4 -Microbes de la flore intestinale = en relation avec l'inconscient collectif (gaz, rôts...)

MUSCLES

Symbolise la force, la puissance.

Le conflit: est le manque de force, l'impuissance.

CLAQUAGES MUSCULAIRES :

Dévalorisation dans une notion d'impuissance.
Les muscles sont le reflet de ce que l'on est, on croit et on pense devenir dans la vie.

Ils représentent l'effort à déployer et le travail à accomplir pour aller de l'avant.

Les muscles représentent l'énergie mentale.

NAUSEES VOMISSEMENTS

Sentiment de peine et douleur face à une réalité qui cause un dérèglement dans sa vie et que l'on voudrait pouvoir éviter.

Signe de dégout et que l'on rejette quelque chose, une personne, une idée, une situation ou même une émotion.

NERF en général

Les nerfs peuvent être caricaturés comme les systèmes électriques du corps.

Si les circuits sont surchargés, parce qu'il y a trop de tension, cela affecte le fonctionnement de l'organisme.

Cette tension peut provenir du fait que l'on a des inquiétudes face à l'avenir, que l'on peur aussi que les projets que l'on veut réaliser ne se rendent pas à terme.

Les nerfs sont à la base de la communication.
Nerfs en boule, ou nerfs à fleur de peau : rappelle ma grande sensibilité, après avoir été blessé dans le passé.

NEVRITE

La partie du corps concernée par la névrite indique le sens symbolique de la problématique.

NERF SCIATIQUE

Douleur sciatique jambe droite: associée une inquiétude financière, et peur de ne pouvoir faire face à ses responsabilités qui s'annoncent.

Jambe gauche : le manque d'argent peut intensifier le sentiment de ne pouvoir tout donner, sur le plan matériel aux gens que l'on aime.

Peur que leur amour pour soi en soit affecté.

On s'illusionne, on se croit très spirituel et détaché des biens matériels, mais on a peur de manquer d'argent, et cela rend très anxieux.

On travaille intensément, et malgré tout les efforts on éprouve quand même certains ennuis financiers.

Notre corps se raidit, on se sent coincé, on se remets sans cesse en question.

Insidieusement l'agressivité s'installe et la communication avec les autres s'en ressent.

NERVOSITE

Signe de manque de confiance en soi, en l'entourage, à l'avenir.
Vouloir faire trop vite, parler trop rapidement trahira la nervosité.
Indique une instabilité la crainte d'un événement que l'on redoute.

NEURASTHENIE

Etat de fatigabilité physique et psychique extrême.

Se traduit par des difficultés à prendre les décisions par la confusion.

Peut entraîner des difficultés à digérer, des douleurs physiques, une émotivité extrême et être très faible.

NEVRALGIE

« Mauvais contact sur le parcours d'un fil électrique » que sont les nerfs.

Trop forte tension de la libre circulation de l'énergie.

Sentiment de culpabilité et désir d'être toujours dans les normes établies par la société peuvent être à la source de la névralgie.

Dans un bras ou une main: indique qu'une pression ou une autre émotion empêche de prendre une décision ou une direction harmonieuse dans la vie.

NEVRALGIES CERVICO – BRACHIALES

Ce que l'on a dans la tête, ne passe pas.

Ce que l'on fait avec ses mains et ce que l'on pense ne sont pas en accord (les mains c' est pas seulement manuel)

C' est aussi tout ce que l'on fait : travail, occupations,......

C' est souvent : « j' ai des aspirations à faire des choses subtiles élevées et je suis obligé de faire du manuel, fonctionnel, banal... »

NEVROSE

Comme la dépression et la psychose, la névrose est causée par des émotions non maîtrisées ou par la recherche d'une identité qui remplacerait celle que l'on refuse.

Mais si on garde contact avec la réalité, et qu'on ne peut continuer à vivre en société, on peut vivre un sentiment d'angoisse, notre jugement peut-être altéré et notre vie sexuelles s'en ressentir sous forme d'impuissance ou de frigidité.

Chercher à reprendre la place qui revient.

NEZ

Sens qui permet de vivre d'être en contact avec l'atmosphère, avec l'extérieur.

Relié au 1er centre d'énergie situé au coccyx.
Double ouverture sur la vie.

Une barrière dans le canal de la respiration peut indiquer qu'on s'isole de quelqu'un de son entourage, ou d'une situation qui nous affecte, nous dérange ou que l'on n'accepte pas, d' ou l'expression populaire : « celle là je ne peux plus la sentir ».

On désire se couper de quelque chose pouvant toucher un côté secret, intime, tant au regard de ses pensées, qu'au plan physique ou émotionnel.

C'est une personne ou une situation que l'on critique, que l'on juge ou sentant mauvais, vis à vis de laquelle on peut avoir de la rancœur.

Ce peut-être aussi une odeur qu'on n'aime pas, pouvant rappeler une événement qu'on voudrait oublier.

L'odorat est étroitement relié à ma mémoire holographique (en 3 dimensions) des évènements.

OS propre du NEZ

Une indication sur des évènements « qui pue, de structurel, de sexualité... »
NEZ sinusite

Impuissance face à une personne ou une situation:
« Je ne peux pas la sentir, ou la moutarde me monte au nez »

Pressentir un danger ou une menace qui fait resurgir une peur à l'intérieur de soi.

NUQUE CERVICAL

Pivot de la tête, une nuque raide indique un refus.

La tête ne peut plus tourner, dans différentes directions, on peut avoir l'impression de manquer de soutien, avoir tendance à être entêté et rigide dans ma façon de penser.

Ceci m'amène à être passif évitant à mettre les choses de l'avant, et d'être dans l'action.

OBESITE voir POIDS

OEDEME

Je ne veux pas être en contact.

Les liquides représentent les émotions, et que je retienne ou refoule les sentiments intérieurs.

Je peux nier mes impulsions ou sentir des limitations et des barrières par rapport aux choses que je désire, amenant découragement et désappointement.

On peut vouloir retenir quelqu'un ou quelque chose, soit de son passé ou soit dans le présent et s'y accrocher comme à une bouée de sauvetage.

Sinon, on peut se noyer dans sa peine, sa déception, son amertume.

La symbolique dépend de la partie du corps concernée.

OEDEME JAMBE

Est en rapport avec la fonction maternelle.

ŒSOPHAGE :

« ça me reste là… »

Pour des émotions, des idées, des conflits ou traumatismes, qui « passent » de travers.

OLECRANE Voir COUDE

OMOPLATE

Symbole d'une révolte face à l'autorité, car on se sent coincé ou écrasé par celle-ci.

Les difficultés au niveau de l'omoplate peuvent provenir d'une contrariété entre ce que l'on est, qui est représenté par le tronc, et ce que l'on veut exprimer, représenté par les bras qui sont le prolongement de l'énergie.

ONGLES

Représentent l'énergie la plus profonde et spirituelle.

Représentent aussi le sentiment de protection que l'on a par rapport à tout ce qui se passe autour de soi.

1- thème archaïque = territoire , défendre son territoire
2- en fonction du doigt concerné, on relie
3- reflet de la lumière de vie

OREILLES

Droite : « je veux entendre - Je n'entend pas » AFFECTIF

Gauche : « Je ne veux pas entendre »
DANGER

En général surdité partielle ou totale peut survenir lorsqu'on ne peut pas traiter ou accepter ce que l'on entend.

Processus sélectif d'informations de ce que l'on veut seulement entendre, ce qui fait notre affaire, et on se coupe de tout ce que l'on ne veut pas ou plus entendre.

De tout ce qui se dit et qui ne nous convient pas .

C'est un processus sélectif très efficace, car il permettra de « reconnaître » par exemple la voix d'un enfant qu'on cherche dans une foule.

Le processus agit à l'inverse pour tout ce que l'on ne veut pas entendre.

OREILLES

L'acouphène est le phénomène qui fait que l'on entend des sons tels que sifflements, bourdonnements, grésillements sans que cela ait un rapport avec son environnement.

Cela peut être passager ou permanent, et peut se produire avec des intensités sonores différentes.

C'est comme si « je n'étais pas parfaitement syntonisé sur mon poste de radio intérieur»

C'est une illusion auditive, la personne cherche à capter une autre voix intérieure, d'une personne enfouie dans la mémoire, d'un mot, d'une parole, qu'on voudrait entendre.

Emotions refoulées de crainte de troubler l'équilibre intérieur.

Oreilles BOURDONNEMENTS

Refus d'écouter sa voix intérieure, les signes intérieurs qui guident la vie.
« j'en fais à ma tête » on refuse d'entendre certaines paroles que l'on trouve déplaisantes.
On peut être entêtée, on résiste car on a peur de savoir la vérité, d'être au courant d'une situation ou même de prendre éventuellement une décision.

Cela peut nous mettre en disharmonie et nous déclencher un bourdonnement d'oreilles pour ne pas entendre.

OREILLES OTITE

Fréquent étant enfant, souvent incapable d'exprimer son mécontentement ou sa frustration.

On préfère faire la sourde oreille, se boucher les oreilles pour ne plus avoir à entendre.

On se replie sur soi même, n'ayant que tristesse, lassitude incompréhension.
On vit un conflit intérieur

OREILLE AUTOLYTE

La phrase qui tue – Concrétion – Calcaire dans l' oreille

ORGELET

Peut se manifester dans un climat de tristesse, de ressentiment face à quelque chose ou quelqu'un.

Cela peut-être aussi l'indication d'une tristesse intérieure « d'un potentiel ou une « surcapacité » non exprimée: « l'or, je l'ai »

OS SYMBOLIQUE DES OS

La pathologie des os est en relation avec une dévalorisation externe par rapport à moi-même.

Nous touche dans notre structure.

MESODERME NOUVEAU

I- Moelle Dévalorisation la plus forte
En rapport avec le clan familial (leucémie)
Avec mon origine profonde

II- Trame osseuse : Grande dévalorisation globale
Orientée sur moi (K des os)

Sens biologique: « je dois disparaître – adhérer à n'être plus rien, alors que j' étais quelqu'un »
« je réalise le rien dans la biologie »

ECTODERME

III- Périoste : Dévalorisation en terme de contact / conflit de séparation
Peau - cortex de l'os (c'est l'épiderme de l'os)
Douleur très intense
Oblige la personne à se reposer.
« Je ne veux pas rentrer en contact avec l'autre»

MESODERME

IV- Cartilage :
Dévalorisation liée à la symbolique spécifique de l'articulation concernée

Pathologie articulaire

V- Muscles :
Dévalorisation dans la force

VI- Tendons :
VII- Dévalorisation en terme de structure /
(avec symbolique locale) /
/ lié au présent
en terme fonctionnel /
(avec symbolique de l' articulation) /

VII - Ligaments
Dévalorisation sur anticipation.
Dans le futur, sur un problème locomoteur(projeté
de faire quelque chose dont il ne se sent pas capable,

ou dont on ne le disait pas capable.)

VIII- Synoviale Notion de protection (si – nos – vies.)

OS en général

Expression populaire :
« touché jusqu'aux os » c'est à dire dans sa propre structure.

OS / Face interne

Interne : par rapport à soi même
Externe : par rapport aux autres
Postérieure : passé
Antérieure : futur

OSTEOPOROSE :

Dévalorisation globale chronique, plutôt de faible intensité
« je ne peux pas être et avoir été »

Non adéquation entre « ce que je pense de moi » et « ce que l'on pense de moi » lié au temps qui passe.

Femme : A la ménopause : « je ne fais pas le deuil de ma physiologie naturelle »

Traitement : accepter mon changement physiologique.

Homme : car le changement hormonal est plus lent

PEAU en général

Elle délimite ce qui est « à l'intérieur » et ce qui est « à l'extérieur » c'est à dire mon individualité.

Couche protectrice qui cerne avec précision mon espace vital et qui laisse transparaître fidèlement et inconsciemment mon état intérieur.

Une irritation de peau indique que quelque chose ou quelqu'un dans la vie m'irrite.

Une grande insécurité rend la peau moite tandis qu'une peau qui transpire beaucoup, évacue les émotions que l'on retient et que l'on a besoin d'évacuer.

PEAU Maux

La peau est comme l'écorce d'un arbre.

Elle isole les cellules du corps les composantes face à l'environnement extérieur.

Une anomalie de peau peut indiquer que la personne donne beaucoup d'importance à l'opinion des autres et à ce qu'ils peuvent dire sur leur sujet.

La peau devient alors une barrière naturelle aux autres me permettant de garder une certaine distance avec les autres, avec mon entourage.

La peau reflète constamment mes sentiments intérieurs, d'ou l'expression « être rouge de colère »

La peau change de couleur lorsqu'il y a de la gène ou de la honte.

C'est la ligne de démarcation physique, le masque entre l'intérieur et l'extérieur.
Des boutons expriment extérieurement des signes de problèmes relationnels, de communication avec l'entourage, concernant des points précis.

Des signes d'inflammations, indiquent une irritation.

Face à certaine situations de conflit intérieur ou extérieur.
Des démangeaisons indiquent une ou des tensions irritantes.

PEAU BOUTONS HERPES

Exprime de l'impatience, vouloir aller au devant des choses et vite.

Le pus est un signe de colère, je « bous à l'intérieur » Je suis contrarié et soucieux je vis une tristesse intérieure.

Au visage les boutons sont reliés à l'individualité. Je me rejette, je filtre les personnes qui passent les barrières je veux la paix sans être approché.

PELVIS PELVIEN voir BASSIN

Les douleurs à ce niveau sont souvent des inflammations, la symbolique étant « s'élancer dans la vie ou dans un nouveau projet ».

Le projet peut-être de donner naissance à quelqu'un mais aussi à soi même, surtout concernant de nouvelles attitudes ou de nouveaux comportements.

Ceci implique une communication sur le plan sexuel ou interpersonnel.

PEUR

C'est une crainte ou une appréhension face à ce que l'on éprouve face à un danger réel ou imaginaire.

Cela peut-être la peur de l'échec, de l'abandon du rejet, la peur d'être blessé.

Elle devient tellement réelle à nos propres yeux que tout le corps va réagir.

La peur ne fait qu'accroître le fait que tout ce que l'on appréhende va arriver.

La peur de la maladie elle même peut- être un facteur déterminant pour l'apparition de celle ci.

PERONE

Problématique de ne pouvoir faire ma vie

1- Naître entre deux perrons (entre 2 maisons)

2- Le père erroné (pas le bon père)

Personnes qui ne sont pas nés à l'hôpital, à la clinique
mais ailleurs

Ne pas pouvoir partir de chez soi.

Dévalorisation par rapport à des dettes de jeu (casino) n'a pas ou à peu à donné (dans une notion structurelle).

PHLEBITE

Le sang dans les veines synthétise la libre circulation de la vie.

Un blocage peut symboliser une limitation, une irritation, une perte d'identité de sa propre destination, ou au moins une hésitation ou un refus d'avancer dans sa vie, ou d'accepter une nouvelle destination.

Se faire du « mauvais sang » face à certaines situations.

PIEDS en général

Peut-être la symbolique, le côté maternel et pas seulement
la mère .
La terre est la fonction maternelle

pied droit: fonction maternelle réelle
pied gauche: fonction maternelle symbolique
(grand mère, père ,l' entreprise qui me nourrit...)

Les pieds représentent le contact de l'individu avec la terre nourricière.

Sont en rapport avec les rapports entretenus avec la mère, ainsi qu'avec les conflits face à elle qui peuvent remonter aussi loin qu'à la conception.

Les pieds donnant la stabilité dans les déplacements vers un but, un désir ou une direction, ils aident à se sentir en sécurité dans ses relations.
Ils représentent la position prise face aux situations qui se présentent.

PIEDS (Maux)

La réflexologie indique que tout notre corps est réparti sur toute la surface des pieds.

Toutes les problèmes que l'on peut relier aux pieds permettent de savoir l'endroit du corps qui parle.

Un problème relié aux pieds indique un conflit entre la direction et le mouvement que je prends.

Avoir à prendre position dans une situation donnée, avoir peur de perdre pied », ne plus savoir sur quel pied danser »

VOUTE PLANTAIRE :

Activité conflictuelle liée à la mère

Conflit de recherche d'amour à la mère, de fusion à la mère

PEAU du PIED:

toujours en fusion avec la mère

-- Eczéma : conflit de séparation
-- Cors : « je me protége par rapport à la mère »

PIED : MYCOSES

Apparaît sous forme de démangeaisons, une peau croûtée et fendue induit que le mental est irrité et contrarié, que l'on se sent limité ou incapable d'avancer de la façon que l'on voudrait, par rapport à ce que l'on attend dans l'avenir

J'ai de la difficulté à m'accepter tel que je suis et je voudrais avoir l'acceptation des gens qui m'entourent .

Cela produit de la douleur et du stress interne, l'irritation des orteils est reliée aux détails et aux directions de ma vie future, à l'abstrait.

Ceux sont des peurs et un manque de compréhension.

PIEDS : VERRUES PLANTAIRES

La personne vit des craintes face à l'avenir, et face à ses responsabilités.

La douleur qu'elle provoque exprime le ressenti de colère, dans la manière de concevoir la vie.

La personne se laisse facilement arrêter par de petites embûches, qui se présentent.

Une certaine dévalorisation par rapport aux capacités ou habiletés physiques en sport.

PIED CREUX

« Je veux me détacher, je m' éloigne de la mère »

PIED PLAT

« je ne peux pas me détacher, on m'oblige à m'attacher à la fonction maternelle, je recherche la fusion avec la mère. »

PIED BOT

Syndrome de la scie circulaire = bruit archaïque que le fœtus veut faire

PIED EQUIN

Chercher quelqu'un qui est parti de la maison, du foyer ou a été obligé de partir, et ce à la fin de la grossesse départ précipité, voulu ou non.

PHALANGES du pied

Exécution des démarches pour y arriver = finaliser quelque chose.

Pour les enfants: détachement ultime.

DOIGTS
1er pouce = autorité à la mère (fonction maternelle)
Loi, obligation d' être au service de ma mère

GOUTTE

Incorporation de la mère

HALLUS VALGUS

Conflit en terme d' orientation.
« je n' ai pas fait mon choix »
« je ne me suis pas positionné clairement »

Sur le dessus : en rapport aux collatéraux en terme de dévalorisation
Sur le dessous : en rapport aux collatéraux en terme de supériorité

Histoire d'obligation toujours :
- quand il passe au dessus = « ma mère m'oblige à m' occuper de mes frères et sœurs, car je suis l' aîné »
- quand il passe en dessous, petit « je suis obligé (je m' oblige à) m'occuper de mes frères et sœurs. »

BOUT des DOIGTS

Quand on veut partir en catimini (partir sur la pointe des pieds)

Le I : GROS ORTEIL

Le gros orteil à quelque chose à voir avec une notion de direction.

« Je veux me détacher, et je n' y arrive pas »
« Je me sens dévalorisé parce que je suis empêché de me détacher »

Os du gros orteil : toute l' autorité de la mère-----pied droit
Mère symbolique ---- pied gauche

2ème doigt
problème avec les collatéraux (frères, sœurs, mais aussi chien chats de famille...,compagne, compagnon, copain...)

3ème doigt
on est dans la communication

4ème doigt
rancœur, injustice, honte, colère rentrée

5ème doigt
problématique liée à un territoire,
Petit doigt tordu : un secret tordu

SESAMOÏDE

Problématique de rapport entre les gens bloqués.
Ouverture des rapports notamment entre les membres de la famille.

CUNEÏFORME

Pour amener de la lumière (amener plus de lumière pour que ma mère comprenne ...)

TARSE

1ére région du pied, qui se décolle du sol
Problème de : je veux grandir, vouloir aller plus loin...
Déménager, partir
Déménager mentalement = évoluer

POIDS

Excès de graisse que le corps emmagasine entre l'être intérieur et le milieu extérieur indique que consciemment je cherche, je veux m'isoler soit dans la communication avec l'extérieur, ou qu'il existe une émotion ou un sentiment prisonnier, « isolé »à l'intérieur et que l'on ne veut plus voir.

L'obésité indique une forme de protection que l'on accumule continuellement dans ses pensées intérieures

Il y a un fossé entre soi et le monde extérieur.
« Je camoufle mon insécurité d'être exposé, d'être vulnérable, et je veux éviter d'être blessé soit par des remarques, par des critiques ou par des situations dans lesquelles je serais inconfortable, notamment face à ma sexualité. »

L'excès de poids peut aussi être interprété comme étant le fait que l'on veut tout posséder.

La personne entretien donc des émotions comme l'égoïsme et des sentiments et elle se refuse de laisser aller.

Ce peut être un déséquilibre, une révolte face à l'entourage, une réaction à des gestes, à des situations que je ne veux plus voir, ou me souvenir.

« Je mange excessivement pour combler un vide intérieur»

Dans l'obésité, on vit un grand sentiment d'abandon, un vide intérieur.

La personne se dévalorise par rapport à son apparence physique.

POIGNET ARTICULATION

Poids nié... « je nie le poids des choses »
« Je nie ma souffrance, mes problèmes »

Une rigidité dans les poignets empêche de prendre tout ce que la vie me présente.

Il y a une obstruction, un blocage ou un refus face aux actions que l'on devrait poser.

Les activités qui demandaient de l'adresse en sont affectés.
La douleur au poignet représente l'énergie refoulée concernant quelque chose qui doit être fait mais que je retiens et ne fais pas.

La fracture ou l'entorse exprime un profond conflit d'expression face à la vie.

En dévalorisation: « je ne peux pas assumer »

Problématique avec la notion de plaisir « je ne peux pas leur payer de vacances »

Tabatière anatomique: « je ne peux pas assurer quelque chose dans un contexte de pas propre »

CANAL CARPIEN

Structure de contrôle de l' ordre dans le travail.

La pathologie des intermédiaires – contrôle de l' info
« je ne peux pas passer un ordre sans en référer à mon supérieur »

« ça ne coulisse pas ».

entre ce que j' ai dans la tête, et ce que je fais dans la vie, ça ne marche pas.

CARPE - SCAPHOÏDE

os du voyageur, déplacement.

Voyage problématique dans la famille.
« j' ai besoin de faire un voyage et je n' y arrive pas »

Os de la dévalorisation dans un travail pour des histoires de déplacement.

Structure dans le travail –« ce n'est pas envisageable de... »

LUNAIRE OU SEMI LUNAIRE

Discordance entre le travail effectué et réalisé.
« J' ai raté la 1ère étape d' une réalisation »

PYRAMIDAL

Gens qui n' arrivent pas à aller au sommet de la pyramide

« J' ai manqué de discernement dans mes choix professionnels »

Trahison au niveau des amitiés ou du clan.

PISIFORME

Fondation de ma trajectoire sont fragiles.

Conflit de bouche trou au travail.

TRAPEZE

sensation d'avoir trompé, faussé dans le travail.

TRAPEZOÏDE

traîtrise, mensonge

GRAND OS

grande dévalorisation au travail

OS CROCHU

os qui donne l'âge chez l'enfant
os de l'attachement à la vie matérielle
os de l'agressivité dans le travail

POLYARTHRITE voir Arthrite

POUCE voir doigts - Main

POUMONS

Sont les filtres de l'air dans tout le corps
C'est par les poumons qu'on prend conscience « qu'on existe »
L'affection des poumons – pneumonie, bronchite, asthme, sont le signe d'une grande peur profonde d'étouffer ou de mourir.
On se sent tellement anxieux qu'on se restreint à vivre dans un territoire très délimité qui semble lui aussi incertain.

Impression d'avoir perdu son territoire ou d'être en train de le perdre.

Difficulté à trouver sa place et à gérer ses relations avec le monde qui entoure.

PROSTATE

Représente le principe et la puissance masculine.

Est reliée au sentiment de puissance et de capacité sexuelle.
Se sentir maintenant inutile, inefficace, incapable d'être un « vrai homme »

La personne vit de la peur intense de ne pas être dans les normes sexuelles, que la société a implanté.

Déception ou frustration face à son ou sa partenaire attend de ses prouesses sexuelles, soit face à soi même, car « je m'en veux de ne pas être plus viril plus « performant ».

« Je me juge vieux, bon à rien, fini »

PSORIASIS voir Peau

Conflit de double séparation

Deux conflits de séparation dont un conflit actif l'autre en guérison.

PSYCHOSOMATIQUE

voir **Maladies psychosomatiques**

PUBIS PUBIEN

Tendinite représente du désappointement relié à la sexualité, entre ce que je veux et ce que je vis.

Une fracture au niveau pubien implique une plus grande peur ou culpabilité dans les actions que je pose ou ne pose pas au regard de la sexualité.

Impression que « ma performance » laisse à désirer.

PUBIS – SYMPHISE PUBIENNE

Dans un conflit révélateur de performance sexuelle
« je ne suis plus performant dans l'acte sexuel »

RAIDEUR articulaires

Manifeste des schèmes de pensées rigides et de l'entêtement, ainsi qu'un refus ou une incapacité de « se rendre »

Je résiste au mouvement, ou face à l'autorité, si les articulations sont raides, résistance profonde manifestée par l'articulation, démontrant une rigidité profonde, et un refus d'aller de l'avant.

REINS

Au sens figuré, mes reins débarrassent le corps des déchets, comme s'ils nettoient le corps.

Un mauvais fonctionnement peut être une rétention des vieux patterns, émotifs ou la retenue de certaines émotions négatives qui ne demandent qu'à être libérées.

« je fais sans cesse des calculs » pour savoir ce qui m'appartient ou ce que je risque de perdre.

je veux imposer mes limites et mes frontières pour ne pas en perdre « un centimètre ».

Les reins sont aussi le siège de la peur, peur que je ne veux pas exprimer, ou que peut-être je ne veux même pas exprimer ou que peut-être je ne veux pas même m'avouer.

Mon discernement est ainsi touché.

REIN NEPHRITE

Cette inflammation des reins représente de la frayeur et de grandes angoisses face à la vie.

Ce sont des frustrations ou des déceptions qui n'ont pas été canalisées mais refoulés au fond de soi.

On devient exagérément en réaction ou surexcité face à quelque chose qui contrarie et face auquel on peux se sentir impuissant sans savoir quelle leçon de vie on a à en tirer.

RESSENTIS

4 PHASES du R E S S E N T I

1	2	3	4
Peur	Peur qui diminue	Peur = 0	Je m'en fous
A c t i f	actif diminué	en sécurité	dépassement

On a été formaté dans la DUALITE = bien / mal ;
ombre / lumière...
On peut mettre à la place n'importe quel ressenti
= froid / chaud.. gel / dégel ...

Thérapeutique en 1er = aider les gens à être en sécurité

RETENTION D EAU

Souvent causé par un mauvais fonctionnement des reins, le corps fait des réserves et cela peut expliquer le fait que l'on puisse emmagasiner des choses ou des émotions car on a horreur de perdre quelque chose ou quelqu'un.

Tendance à se critiquer.

Cela découle soit de la difficulté à s'affirmer ou au contraire, de son égo qui est un peu grand, et qui fait prendre sa place et celle des autres.
C'est aussi une façon de camoufler ses angoisses.

RHUMATISME

Affection douloureuse aigüe et souvent chronique, qui gène le bon fonctionnement de l'appareil locomoteur.

Cela manifeste la rigidité, l'inflexibilité, l'entêtement face à certaine personnes ou certaines situations.

La personne craint d'être blessée et veut montrer une image « que je suis au dessus de tout, que tout va bien » même si ce n'est pas le cas.

« je me considère comme la victime des injustices qui m'arrivent ».

« je ressasse mes petits malheurs, ceci conduisant à de la critique, envers moi-même ou envers les autres. »

Exigeant « je trouve que la vie que je goutte à une saveur aigre ».

R H U M E

3 théories :

- Séparation dans un climat moche
- Petite dispute
- Sexualité qui ne marche pas

ROTULE voir Genou

C'est la « cheville » du futur, problème sur les projets, le futur en général.
« j' attends du futur un arrangement ultérieur »

Droite en rapport avec l'affectif
Gauche en rapport avec le danger

Pour les SPORTIFS = avenir sportif, le futur

Oppression dans le clan pour le futur

Bord extérieur de la rotule= « je ne veux pas me mettre à genoux »
« je ne veux pas me mettre à genoux (avec rancœur)

« être sur les rotules » signifie que je suis épuisé

« Je peux vivre de la colère, de la déception de l'irritation par rapport à mes rêves qui me semblent hors d'atteinte ou irréalisables »
« je fléchis les genoux je me sens battu, hors d'atteinte ou irréalisables »

SACRUM

C'est l'interdit de l'inceste

1 des 6 instants sacrés : 1-conception
2-naissance
3-passage adulte

4-passage à parent
5-grand parent
6-la mort

Relié au sacré, valeur sacré que l'on a en soi, le sacré en soi.
Problème d'identité.

SANG

« l'essence du corps est le sang »
Le sang représente l'énergie qui circule en nous.
La vie n'a plus de sens.
Dévalorisation totale, absolue.

Globules rouges, anémie: dévalorisation dans ce qu'on nous fait vivre, ce qui transporte la vie.

Leucémie: touche plus souvent les enfants, avec une dévalorisation globale, un Interdit, ou un danger de grandir.

SCAPHOÏDE ou NAVICULAIRE

(n' a vécu l 'air)
C'est une recherche de l'affection de sa mère « je suis toujours dans le ventre de ma mère »
« .....moi je veux partir.... »

SCIATIQUE voir Lombaire

SCLEROSE EN PLAQUE

Inflammation des enveloppes.

Le corps entier peut en être affecté, je suis en général affecté comme si le corps était piégé, placé dans une cage et de plus en plus limité dans l'enchaînement des mouvements.

Personne généralement affecté par de grandes souffrances lui faisant voir la vie avec découragement.

Une profonde révolte anime tout son être.

La personne se sent obligée de devoir faire tout elle-même étant très perfectionniste, elle refuse de se tromper et accepte difficilement de l'aide.

La pensée de l'échec terrorise.

Craindre d'être laissé pour compte, d'être plaqué là.

La personne a peur qu'on la laisse tombée.

Elle peut aussi avoir peur de tomber autant au sens propre que figuré, et craindre que cette chute entraîne la mort.

Très souvent elle se juge ou peux juger les autres très sévèrement, ce qui entraîne un grand sentiment de dépréciation, de dévalorisation, et de diminution de sa personne.

L'inflammation implique une rage brûlante et très émotionnelle, pouvant affecté toute son existence.

SEINS

S'il s'agit de la glande, indique un drame humain.
Un conflit de séparation,
Conflit de souillure,
Désir d'être séparé,
Conflit mère / enfant ;
Conflit de clan familial : c'est le conflit dit « de nid ».

SINUS

Indique un conflit de puanteur: « ça sent mauvais » au propre et au figuré.

Peur d'une menace, - réelle ou imaginaire – vague, dissimulée, latente ou récurrente, sans qu'on puisse bien comprendre ou prévoir.

Dans un contexte hiérarchisé, de ceux soumis, qui manquent d'informations, subissent et » flairent le vent » par rapport à ceux qui savent et décident à leur place.

Peur, appréhension pour quelqu'un de proche.

SOMMEIL SOMNANBULISME

La personne vit une grande tension intérieure parfois inconsciente.

Elle peut chercher à fuir une situation qui la préoccupe trop.

Elle s'exprime de cette façon pour laisser échapper cette tension.

Elle expérimente souvent le fait d'être elle-même « en dehors de son corps »

SPASMES

Les spasmes forment comme un nœud.
« je me crispe, je veux retenir l'amour, j'ai peur de perdre cette personne que j'aime »

Les spasmes crée en soi le sentiment d'inquiétude, d'impuissance.

SPINA BIFIDA

Symbolique de = « J' ai été partagé entre deux »
(la mère et l' enfant)
Mémoire de famille qui ont été arrachées.

Histoire familiale où il y a un déchirement.

SPONDYARTHRITE ANKYLOSANTE SPA :

« je suis le pilier de la famille »

Tout le monde compte sur la personne pour la survie de la famille, au niveau familial, au niveau professionnel, avec une douleur plutôt morale que physique.

En Biologie :

Quand quelqu'un en fait trop, c'est que quelqu'un n'a rien fait avant, et inversement.

Conflit de dévalorisation

STERILITE

Peut indiquer un rejet une résistance inconsciente à l'idée d'avoir un enfant.

STERNUM

Tout ce qu'on met en avant
Problème esthétique dans le sens apparences
Problème vital pour l' avenir
Lien avec la lignée de sang
Problème d'enfants qu' on veut garder = dévalorisation par rapport à l'enfant parti

Pathologie du sacrifice

Quand le problème est Sterno- costal = idem lié aux collatéraux

APPENDICE XYPHOÏDE

Peut indiquer : « je me mets en avant »
Personnes submergées par les émotions.
« mémoires des gens qui ont été transpercés »

STRESS

Toute demande qui crée une demande plus grande à mon organisme m'amène à vivre du stress.

Il peut être psychologique, physique, chimique ou biochimique.

Le stress lui même est en quelque sorte moins important que la réaction elle-même face à celui ci.

Il peut être aussi bien positif stimulant et créatif, que menaçant.

Selon la réaction de la personne face aux situations, évènements, sentiments et aux difficultés de constater que même les évènements heureux peut m'amener à vivre un stress important.

SYSTEME LOCOMOTEUR

Il est relié à la mobilité et à la flexibilité de même qu'à l'ouverture intérieure et extérieure

C'est la charpente de tout le corps.

Ceux sont eux qui représentent mes principes moraux, ma structure mon honnêteté, ma droiture, ma stabilité.

TALON

Une douleur au talon est un indice de douleur d'angoisse se sentir incompris et pas appuyé dans les choses à faire.

Etant le point d'appui du corps, une douleur à cet endroit démontre que je vis de l'incertitude face à l'avenir.

« Je me sens hésitant et insatisfait, de soi ou de la vie, et il semble que l'on perde la maîtrise du corps »

TENDINITE

TENDON

C'est le trait d'union entre muscle et os.

Lien entre « corps et esprit », la rigidité des tendons reflète des tendances rigides « lorsque je vis du conflit entre ce que je pense et ce que je pense devoir faire et ma voix intérieure qui me dit vraiment ce que je veux faire, je ressens une douleur j'aurais tendance à me dévaloriser »

TENDON ACHILLE

Symbolise = s' élever dans le spirituel

S' élever professionnellement, j' ai été dévalorisé.
C'est le seul tendon qui porte un nom.

Son rôle: donner la puissance de locomotion à la jambe, plus de performance.

La pesanteur – la chose la plus puissante à vaincre.

Tendon de la verticalité : « si je suis debout »
Tendon de la poussée : « si je suis arc-bouté »

Grande dévalorisation du déplacement en terme sportif, peut donner la nécrose du tendon.

TETE en général

C'est par elle que passe toutes mes émotions, toutes mes communications, par les cinq sens.

TIMIDITE

Craignant d'être jugé, « je renonce aux choses nouvelles prétextant qu'elles ne sont pas pour moi »

« je me sécurise dans la routine »

« je m'aime peu et la faible estime de soi et le peu de confiance en soi incite à rester dans un cadre bien établi ou l'on ne se sent ni blessé ni rejeté ni incompris »

Cette forme de fuite amène à rester en retrait .

T I B I A

Conflit de ne pouvoir exprimer, être soi.
On est dans l' enfance .

En fonction de la hauteur de la fracture :
En bas = petite enfance
Vers le gen` u = ad` lescence
« Je m' élève, je pousse » = l' évolution personnel

Mon avenir en temps qu' être humain =
je ne veux pas voir que je grandis
(je veux rester dans l 'enfance)
« je prends mon moi »
« je ne dois pas dire »
« je sais pour moi, amis je dois obéir sans rien dire »

Le tibia est le porteur d' eau (rare)

APOPHYSE TIBIALE

« je réfrène mes pulsions »

EPINE DU TIBIA

« J' ai un problème donc je calcifie à fond »

PLATEAU TIBIAL

Contexte de soumission comme pour le genou.

Erosion du plateau: indique une dévalorisation par rapport à soi avec une notion d' injustice.

Cela peut être aussi une dévalorisation par rapport à l'obéissance.

Rapport avec l'injustice, obéissance forcée, soit les ordres que je veux donner aux autres.

Quand l'articulation est touchée :
« je dois obéir à quelque chose de pas juste »
problème entre soi et la société, entre Je et Nous

TUBEROSITE de GERDY

« Je n' arrive pas à m'imposer dans ma famille »
(maladie de OsgudSchelder de naissance)

CRETE MEDIALE DU TIBIA

Colère que l'on a contre soi d'avoir raté son évolution.

TRANSPIRATION

Une transpiration abondante peut indiquer un état émotionnel d'hyper émotivité.
La personne vit une insécurité ou de grandes angoisses, une certaine « nervosité ».
La peau exprime ce que l'on refoule intérieurement, qui reste emprisonné en soi.

TREMBLEMENTS

Ils surviennent souvent après une colère excessive ou après une frayeur ou une faiblesse physique comme « un volcan en éruption, la hargne gronde en soi »

Ce tremblement peut survenir aussi à la suite d'une nouvelle ou d'une information dont on refuse de voir les conséquences consciemment.

Il y a un conflit en conscient et inconscient.

La tension des deux provoque tremblement involontaire de l'une ou l'autre des parties du corps.

TRISTESSE

Etat naturel ou accidentel de chagrin, mélancolie.

Impression que rien ne sourit, d'un vide immense qui semble vouloir s'agrandir au fond de soi pour faire place à la peine.

URINE

Représente les vieilles émotions dont on a plus besoin et que l'on élimine du système.

Malaise souvent relié à de la colère accumulée.

Voir également cystite, vaginite etc

VEINES :

Dans la vie « j'ai jamais eu de veine » c'est comme dire que « je n'ai jamais pu trouver la joie de vivre »

« je suis constamment en contradiction avec ma voix intérieure et ce que je réalise dans ma vie»
« Je me sens déçu, dépassé Je vis dans un état mental d'inertie, je ne vois même plus les belles choses qui m'arrivent »

« Je manque d'énergie je me sens vide »

La personne ne se sent pas soutenue par la vie ou par son entourage et elle voit tout en noir.

En terme de dévalorisation

VENTRE

L'abdomen est la région des difficultés de relations et sont reliées aux conflits ou aux blocages entre soi même et le monde dans lequel on vit, ceux ci étant exprimés à travers les relations personnelles qui font notre réalité.

VERTIGE ETOURDISSEMENT

C'est une façon de fuir un événement ou une personne, que l'on refuse de voir ou d'entendre.

Peur de l'avenir, face à soi, c'est le néant et on s'oblige à avancer.

« Je peux avoir l'impression qu'une situation évolue trop vite pour moi et j'ai peur des changements qu'elle apportera dans ma vie. »

Comme si je n'avais pas de repère pour me diriger et donc avoir l'impression que « le père » ou celui qui représente l'autorité est absent ou qu'il devrait m'aider davantage .

« Je préfère me fermer et fuir »

VESICULE BILIAIRE

Sont reliés à des patterns émotionnels et mentaux qui sont remplis d'amertume et d'irritation face à ma vie ou face aux autres , quand ceux ci se figent et durcissent, ils se transformeront en calculs biliaires.

VESSIE

Elle représente les « attentes » que l'on nourrit.
Des problèmes de vessie indiquent que je peux m'accrocher à des vieilles idées, que je refuse de lâcher prise.

je résiste au changement à cause de mon insécurité.
des infections urinaires indiquent des frustrations, de la peine et de l'insécurité non exprimée.

Sentiments qui peuvent être vécus dans une situation ou ce qui m'appartient ou ce que je considère comme faisant partie de mon territoire sont mis en cause.

La vessie représente aussi le domaine des, relations personnelles.

VESSIE - CYSTITE

Cette inflammation de la vessie indique que certains évènements ou certaines situations amène à retenir son irritation et ses frustrations.

« je suis tellement contrarié dans mes attentes , je vis une état de grande pression »

VISAGE

Permet « à l'autre » d'avoir une impression sur quelqu'un, suivant un visage souriant, radieux, heureux ou au contraire sombre, triste, préoccupé ou angoissé, irrité.

Le visage se rapporte à l'identité, l'image intérieure de la personne

La « lecture » d'un visage permet de dégager l'apparence de l'expression, aux traits plus profond .

Lire un visage dans interlignes.

YEUX :

Droit: « Je veux voir – Je ne vois pas » AFFECTIF

Gauche : « Je ne veux pas voir » DANGER

Cataracte: « je ne veux pas voir » « j'opacifie mon cristallin »

Décollement de rétine: vision d' horreur

Dégénérescence maculaire: « je ne veux pas voir » (précis)

Glaucome: « je n' arrive pas à entrer dans la situation »

Myopie: peur de loin

Nystagmus: surveillance dans l' impuissance

Presbyte: peur de prés

Strabisme: « je ne veux pas voir en face »
(relation interne et externe)

En permettant de voir à l'extérieur, par eux on peut exprimer toutes les émotions et tous les sentiments que l'on vit intérieurement.

Chaque oeil représente un aspect particulier de son être.

Des problèmes aux yeux sont l'indication qu'il existe des choses que l'on refuse de voir et qui remettent souvent en question nos principes fondamentaux et les notions de justice.

UN CONCEPT :

la **B I O K I N E S T H E S I E**

Mémoires et Sens de la Douleur

« Les techniques de rééducation présentent l'inconvénient de ramener la rééducation à une utilisation de procédés, à la considérer comme *devant produire tel ou tel effet, à la manière de n'importe quel mode de fabrication.*

A vouloir traiter le symptôme, on refuse l'individu. »

On se fait soigner par diverses pratiques thérapeutiques ou complémentaires connues. Certains guérissent, d'autres non.
La déduction logique est que la technique de soins n'est pas le seul facteur déclencheur du processus de guérison ou du soulagement de nos maux.

C'est ainsi reconnaître l'influence des désordres psycho-affectifs sur la mécanique ostéo-articulaire, tendineuse, musculaire, viscérale.

Un « dénominateur commun » existe dans ce mécanisme et ceci au delà de la technique de soins aussi pertinente soit-elle !

LE DECODAGE BIO–LOGIQUE

*La douleur, la souffrance, physique ou morale, le mal-être, ont un sens accessible par notre mémoire cellulaire.

*Tout dysfonctionnement, maladie, pathologie, voire simple inconfort, mal-être sont toujours une (la) solution pour le cerveau.

*Tout ce que nous vivons, avons vécu, laisse des traces dans notre corps, et lui porte parfois atteinte.
La mise en évidence de ce mécanisme et le désir profond d'être acteur dans sa démarche de guérison, permettent d'accéder à un mieux être souvent spectaculaire.

1- la « connaissance » (intellectuelle) de la cause apparente du problème n'est pas forcément la «mise en conscience» et donc la guérison.
C'est pourquoi nombreux sont ceux qui « connaissent » l'origine de leurs difficultés mais leurs dysfonctionnements restent toujours présents !

2- Souvent le conscient (à savoir le mental et l'intellect) nous donne simplement « en pâture » une situation émotionnelle qui n'est qu'un leurre, ceci pour éviter d'aborder le conflit psychologique d'origine.

3- Face à la peur, la douleur ou la peur de la douleur, notre mental à tendance à régulièrement occulter l'information et renvoyer le « paquet cadeau » dans l'inconscient... ceci bien entendu dans le cadre d'une solution bio-logique de survie.

Une technique : la B I O K I N E S T H E S I E

Des OUTILS : *Décodage médical
*Fasciathérapie- Praxis
*Ostéopathie
*Kinésiologie médicale
*Métakinébiologie
*Massage

L'UNION de ces outils, leur association dans un concept spécifique a donné naissance à
la B I O K I N E S T H E S I E

Par son approche thérapeutique, la BIOKINESTHESIE n'est pas seulement à l'écoute du symptôme, mais aussi du consultant.

Elle prend réellement en compte la maladie (le mal-à-dit), les douleurs, les souffrances et autres perturbations qui sont la traduction cellulaire, tissulaire, organique, articulaires, musculaires, viscérales d'une activité conflictuelle ayant dépassé un seuil de tolérance.

Le corps, l'organe, la cellule et le comportement « parlent » dans un langage spécifique et codé qu'il nous est proposé de déchiffrer, de décoder et donc de comprendre.

En « écoutant » le corps d'une façon globale, et non plus morcelée, (un muscle, une articulation, un membre...) d'une façon exclusivement mécanique, la biokinesthésie apporte les 4 dimensions des soins :

- Liens entre corps et psychisme centrés sur les troubles
- organiques et fonctionnels à l'origine de la douleur
- Approche sensorielle et sa subjectivité corporelle
- Approche perceptivo-cognitive
- décodage-mémoires-sens et utilisation du testing musculaire

LES OUTILS :

Pour accéder à cette mémoire, biographique, de conception, de naissance, générationnelle, à la mémoire du vécu depuis.....il existe, le TESTING MUSCULAIRE autogène de précision, qui nous permet l'accès direct à cette mémoire cellulaire, par la localisation précise de l'origine du problème.

Il est simple, efficace, fiable, sécurisé, et le plus rapide dans sa réponse.
Il évite d'explorer des voies de garage que le mental aurait eu envie de nous donner.
Il permet de rétablir le fonctionnement optimal du cerveau, véritable « disque dur » du corps humain, permettant ainsi l'accès à la guérison.

La vérification de l'information directe précise, devient un des aspects majeur de la pratique du thérapeute.

Qui plus est, il est utile dans le choix des techniques et «outils» thérapeutiques proposés.

EQUATION DE LA GUERISON

Le résultat de ces liens et informations concernent le processus de guérison .

Il faut, pour que l'équation fonctionne correctement, la collaboration du corps et des mémoires du corps pour rechercher et comprendre l'origine réelle du mal, du mal être, de la souffrance, et autres dysfonctionnements.

Des FREINS EXISTENT :

Le conflit d'identité : qui peut-être une solution pour le cerveau.
Une dévalorisation, consciente, voire inconsciente
L'auto sabotage : des douleurs, des échecs, pas de réussite...douter de ses capacités etc
du conscient : c'est la moindre des choses !
mais, ai - je réellement envie de guérir ?
de l'inconscient : comme l'image symbolique de l'iceberg, le conscient ne représente que 1/10% de la masse,l'inconscient 9/10éme
alors, si l'inconscient n'est pas d'accord, rien ne bouge.
le parasitage : un élément extérieur que « j'intègre, je fais mien » et qui perturbe tout l'édifice de mon être :
*des émotions,
*des défunts, des deuils
*des mémoires parasites
*des fidélités familiales
*des projections mentales

*des peurs des blocages etc…

La BIOKINESTHESIE se justifie par l'apport d'un ensemble d'outils déjà performants, dont l'union permet la « mise en conscience du conflit d'origine, permet de rétablir le fonctionnement optimal du cerveau « véritable disque dur » du corps humain, et ainsi l'accès à la guérison.

AUTRE APPLICATION de la BIOKINESTHESIE CHEZ LES SPORTIFS :

B I O K I N E S T H E S I E du SPORTIF

D é c o d a g e et P e r f o r m a n c e s

P r é p a r a t i o n Psychologique et Performance

ETAT des LIEUX

Les sportifs d'un certain niveau ou de haut niveau,
se préparent grâce à des techniques ou pratiques connues :
Relaxation, Sophrologie, motivations diverses : Préparation mentale, Hypnose, gourous, voyants et autres...

Les résultats sont souvent bons, intéressants, ou suffisants.
Mais ils sont parfois sans effets ou limités.

Le sportif fait face à des variations passagères ou récidivantes de performance, de réussite, de concentration, de précision.
Il peut accumuler « pépins », blessures, inflammations, douleurs, et ce juste avant certaines compétitions importantes...comme par hasard !

Leur carrière peut-être altérée, perturbée, arrêtée, et il existe bien d'autres facteurs parasites ou parasitant, déclencheurs ou déclenchant.

Des situations, des périodes de « déconnexion », de fatigue inexpliquée, de doute, de peur sans raison d'une compétition, de manque de confiance, de dévalorisation passagère ou récurrente, de faiblesse tactique ou technique sur un geste, une figure, malgré le niveau du sportif, ont des influences sur la performance, et donc entraîne: la contre performance !

La pression des éléments extérieurs :
Agressions subies ou vécues comme telles par le sportif, pression du partenaire, de l'entourage, financières, de résultat, du public, du club, du président, du patron sportif, de la fédération, des sponsors, des médias....de ceux à l'écoute de leur moindre faiblesse. !

La pression intérieure :

sa confiance en lui même, ou perte de confiance en soi, peur d'être jugé, de se remettre en question, doute de ses propres compétences, peur de ne pas être à la hauteur, sentiment d'infériorité, perte de motivation, d'ambition .....

Derrière certaines apparences de contre performance, de contre résultat, le problème conscient n'est que l'apparence d'un stress enregistré parfois dans le passé.

Tout sportif a un vécu, qui peut s'exprimer de façon surprenante dans son inconscient, s'exprimant dans le présent de façon contre performante.

Considérer le sportif: c'est tenir compte de son vécu,
des adaptations conscientes et inconscientes

des répercussions sportives inconscientes.
LE DECODAGE BIO-LOGIQUE

Tout dysfonctionnement, contre-performance, manque de réussite, stress est une SOLUTION pour le cerveau (avec son lot de conséquences).
Le stress est le compagnon de tous les bouleversements de notre existence...

Les athlètes de haut niveau, tous les sportifs « trouvent » dans le conflit musculaire, tendineux, inflammatoire, ou dans la douleur, dans la contre performance, ou l'échec: ....UNE SOLUTION !

Il convient de désamorcer – de déprogrammer- le processus en allant à l'essentiel, en remontant à l'origine des comportements de la personne.

La mise en évidence de ce mécanisme et le désir profond du sportif d'être acteur dans sa démarche permettent la correction et l'accès à la performance.

Face à la peur, la douleur ou la peur de la douleur, la peur de la réussite, de l'échec ou de la contre performance, souvenons nous que pour le sportif notre mental à régulièrement tendance à occulter l'information et à renvoyer « le paquet cadeau » dans l'inconscient.

UNE TECHNIQUE : LA BIOKINESTHESIE

L'UNION du décodage médical, la kinésiologie, de la métakinébiologie la fasciathathérapie et ostéopathie a donné naissance à la BIOKINESTHESIE.

Pour accéder à cette mémoire, le TESTING NEUROMUSCULAIRE est un des outils les plus simples, fiables et rapides dans sa réponse, permettant d'accéder à cette « mémoire cellulaire» par la localisation précise de l'origine d'un problème technique ou tactique, permettant de faire le lien entre le stress et le tonus musculaire.

Cette technique à le grand avantage d'éviter des voies de garage que le mental aurait eu envie de nous donner, comme c'est souvent le cas dans les techniques de préparation psy connue à ce jour.

La vérification de l'information devient alors l'un des aspects majeurs de la pratique du thérapeute.

L' EQUATION DE LA PERFORMANCE

L'aspect principal de ces conjonctures aboutit à l'équation suivante concernant le processus de performance de réussite sportive.

Il est important de comprendre et mettre en conscience le sens profond de la contre performance.
Il est important de potentialiser le processus par l'élimination du doute.
Pour que tout cela fonctionne correctement, il faut la collaboration du corps avec :

LE CONSCIENT ai-je réellement envie de réussir, d'être à mon meilleur niveau sportif ?

L'INCONSCIENT suivant l'image symbolique de « l'iceberg » le conscient ne représente que 1/10e de la masse de l'inconscient.

Alors si l'inconscient n'est pas d'accord rien ne bouge !

Des freins existent, notamment :

le conflit d'identité : Identité familiale, professionnelle, sportive, personnelle....
l'auto sabotage : croire consciemment être quelqu'un de bien, être une réussite, mais le message du subconscient serait plutôt :« tu es nul, tu ne vaux pas grand chose... »
le parasitage: c'est un élément extérieur que j'intègre, j'incorpore et qui perturbe tout l'édifice de mon être.

Le testing neuro-musculaire met en évidence ces mécanismes.
Des techniques de re-programmation permettent de rétablir le fonctionnement optimal du cerveau en supprimant la dualité conscient/inconscient

Des FICHES TECHNIQUES SPECIFIQUES au sportif

Associé à cela, des fiches spécifiques des sports concernés par le sportif, permettent avec précision de mettre en évidence les mécanismes, en s'appuyant sur le sport pratiqué par chaque athlète, à travers les différents gestes techniques ou les tactiques.

Tout cela permettant la meilleure gestion des objectifs, des buts à atteindre, servant à optimiser une ou la performance, à sa juste capacité.

ET SI LE HASARD N'EXISTAIT PAS

BIOKINESTHESIE - DECODAGE et PERFORMANCES du SPORTIF : permet, par l'apport de ces nouveaux outils, un ré-équilibrage global de l'athlète, intégrant à la fois le corps physique, biologique, mental, conscient ou inconscient.

Un équilibre indispensable à l'objectif du sportif :
- la qualité du geste sportif,
- le succès, la réussite
- le résultat, la performance.

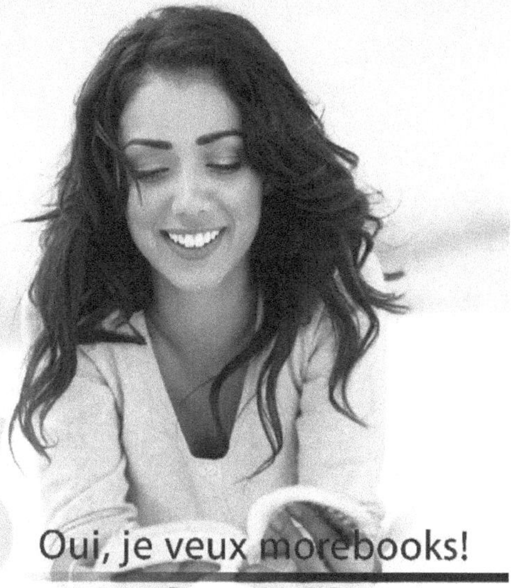

FSC
www.fsc.org
MIX
Papier | Fördert gute Waldnutzung
FSC® C083411

Kolibri 360 GmbH
Ferdinand-Jühlke-Straße 7
99095 Erfurt, Deutschland
produktsicherheit@kolibri360.de

Druck:
CPI Druckdienstleistungen GmbH
im Auftrag der
Kolibri 360 GmbH
Ferdinand-Jühlke-Str. 7
99095 Erfurt